Tinnitus

So finden Sie wieder Ruhe

Priv.-Doz. Dr. med. Uwe H. Ross

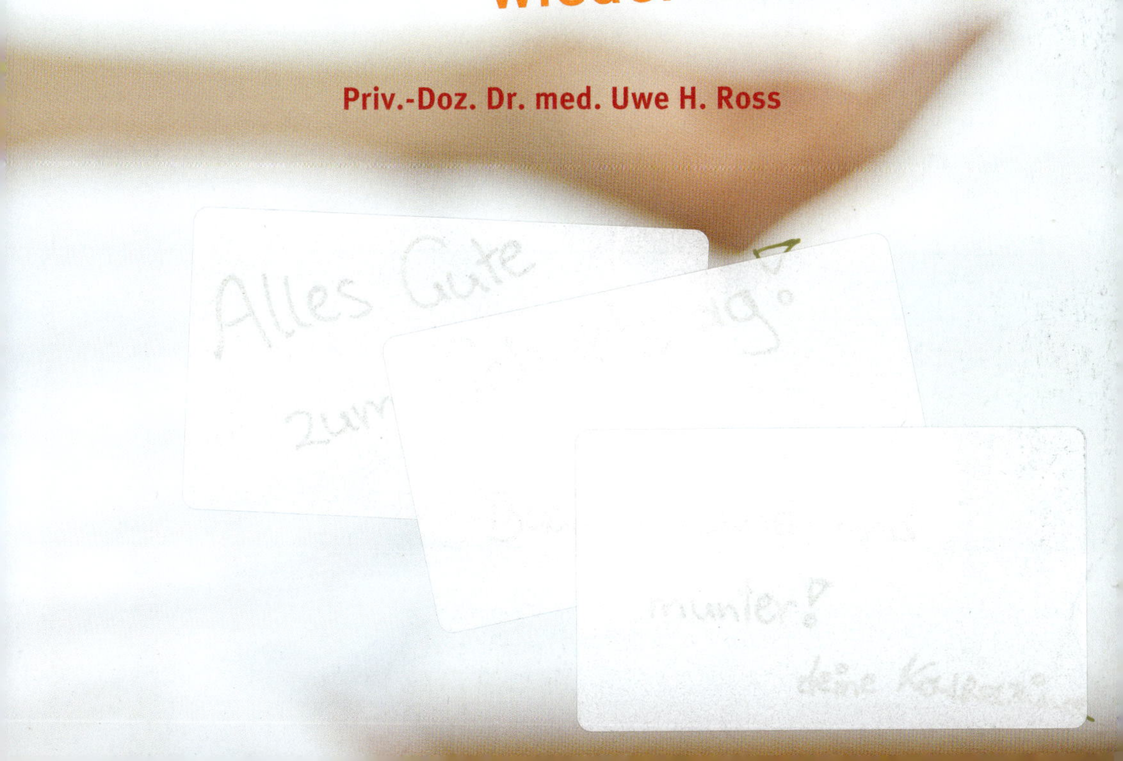

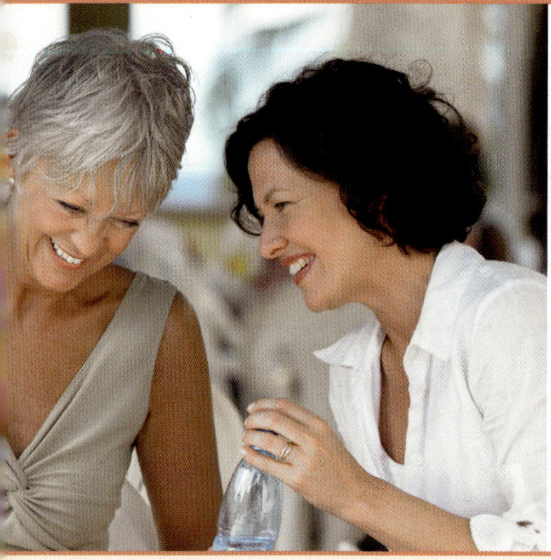

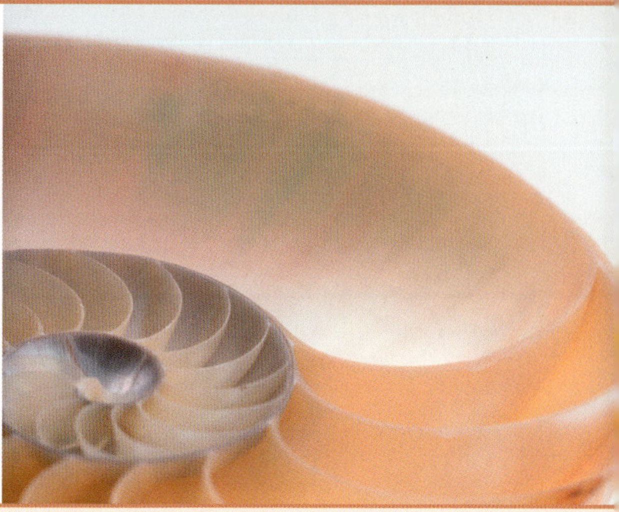

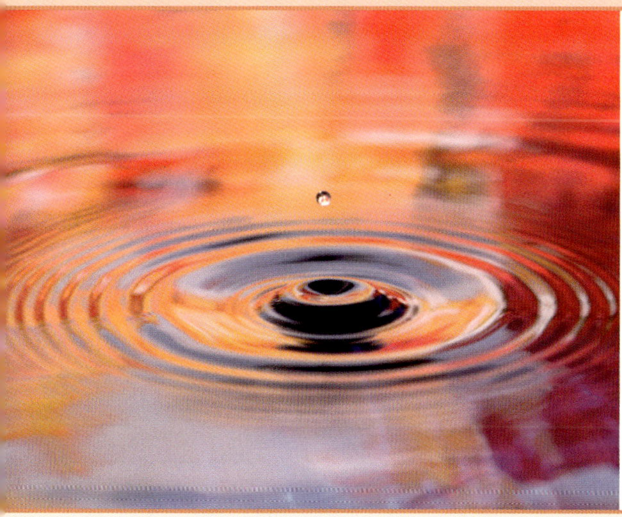

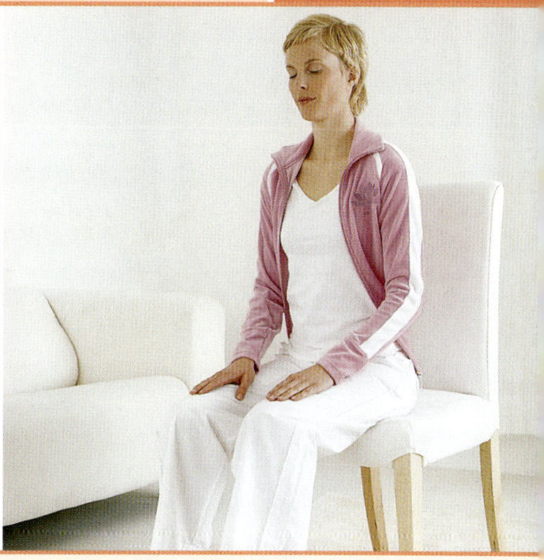

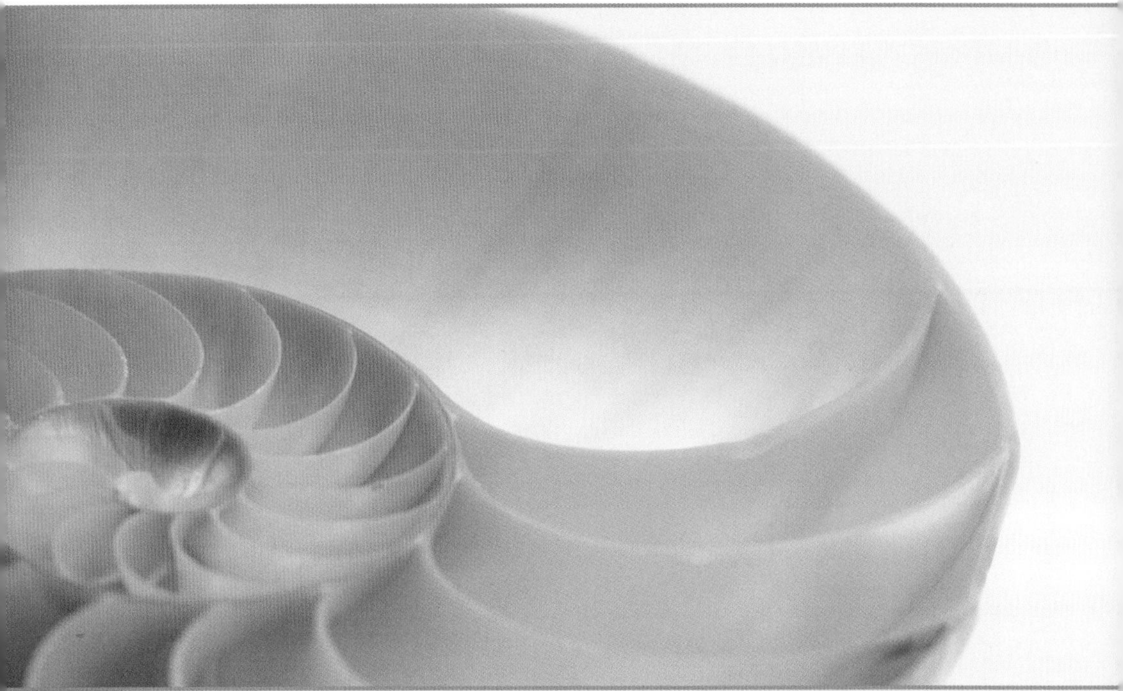

DIE AUTOREN

Privatdozent Dr. med. Uwe H. Ross, Jahrgang 1961, ist Arzt für Hals-Nasen-Ohren-Heilkunde und Psychotherapeut mit eigener Praxis in Freiburg i. Breisgau (www.per-sono.de). Seit mehr als zehn Jahren widmet er sich intensiv dem Thema Tinnitus im Rahmen ganzheitlicher Therapieansätze. Er war langjähriger ärztlicher Leiter der Tinnitus-Abteilung der Universitäts-HNO-Klinik Freiburg, wo er ein neuartiges kompetenz- und lösungsorientiertes Konzept der Tinnitus-Therapie etablierte. Im Zentrum seiner Arbeit mit vielen hunderten Betroffenen steht die Förderung des ungenutzten Gesundheitspotenzials. Dabei gilt es, verdeckte Ressourcen und Kompetenzen des Einzelnen zu aktivieren und nutzbar zu machen. Als Experte für Tinnitus-Therapie genießt er sowohl bei Betroffenen als auch in Fachkreisen ein hohes Ansehen. Er verfügt über Qualifikationen in Ericksonscher Hypnosetherapie, Verhaltenstherapie, Organisationsberatung, Coaching & Persönlichkeitsentwicklung.

Co-Autor dieses Buches ist **Dr. Mathias R. Schmidt**. Er arbeitet als freier Texter und Schriftsteller, betreibt in Fulda die Agentur für Öffentlichkeitsarbeit »Text-Atelier« und ist Co-Autor mehrerer erfolgreicher GU-Bücher.

Zwei Worte zuvor

»Gott sei Dank nur Tinnitus.« – Er ist lästig, störend, nervend, deprimierend, macht manchmal Angst und stört die Konzentration. Aber er ist in den meisten Fällen harmlos. Das Buch von Herrn Dr. Ross zielt in die gleiche Richtung wie die Arbeit der Deutschen Tinnitus-Liga e.V. Es geht um Aufklärung und vor allem um Ent-Ängstigung der Betroffenen. Wer in unseren Breiten kann sich schon vorstellen, dass der Tinnitus woanders einen spirituellen Charakter hat? Wir in Europa können auf jeden Fall lernen, dass Tinnitus uns vielleicht sagen will: Arbeite nicht so viel, übernimm dich nicht, sag doch mal Nein, schone deine Ohren … Diese Liste ließe sich noch lange fortführen. Aber wir können auch lernen, dass es trotz Tinnitus – der auch mich seit fünfzehn Jahren begleitet – möglich ist, ein erfülltes Leben zu haben. Eine wichtige Voraussetzung ist jedoch eine umfassende Diagnostik und im akuten Fall eine adäquate Behandlung. Und auch danach ist der Arzt gefragt, den Patienten entsprechend zu leiten und zu führen. Das wird in diesem Buch von Herrn Dr. Ross deutlich, und dafür bin ich ihm besonders dankbar.

Elke Knör, Geschäftsführerin der Deutschen Tinnitus-Liga e.V.

In meiner täglichen Arbeit mit Tinnitus-Betroffenen ist immer wieder zu erleben, wie wichtig und überraschend erfolgreich eine Beratung ist, die ganzheitlich auf die meist verdeckten persönlichen Stärken, Lösungen und Entwicklungspotenziale des Betroffenen ausgerichtet ist. Eine solche Ressourcenaktivierung birgt gerade in der Zeit der ersten Auseinandersetzung mit dem Thema Tinnitus große Chancen, das Symptom konstruktiv und gesundheitsfördernd zu nutzen. Dieses Buch soll Ihnen, liebe Leserinnen und Leser, eine Hilfe sein, die Auseinandersetzung mit anhaltendem Tinnitus als ganz persönliche Entwicklungschance zu nutzen: Hin zu einem Lebensstil, der auch Ihre bislang nicht gelebten Seiten berücksichtigt. In diesem Sinne wünsche ich Ihnen viel Freude und wertvolle Erfahrungen mit diesem Buch.

Priv.-Doz. Dr. med. Uwe H. Ross

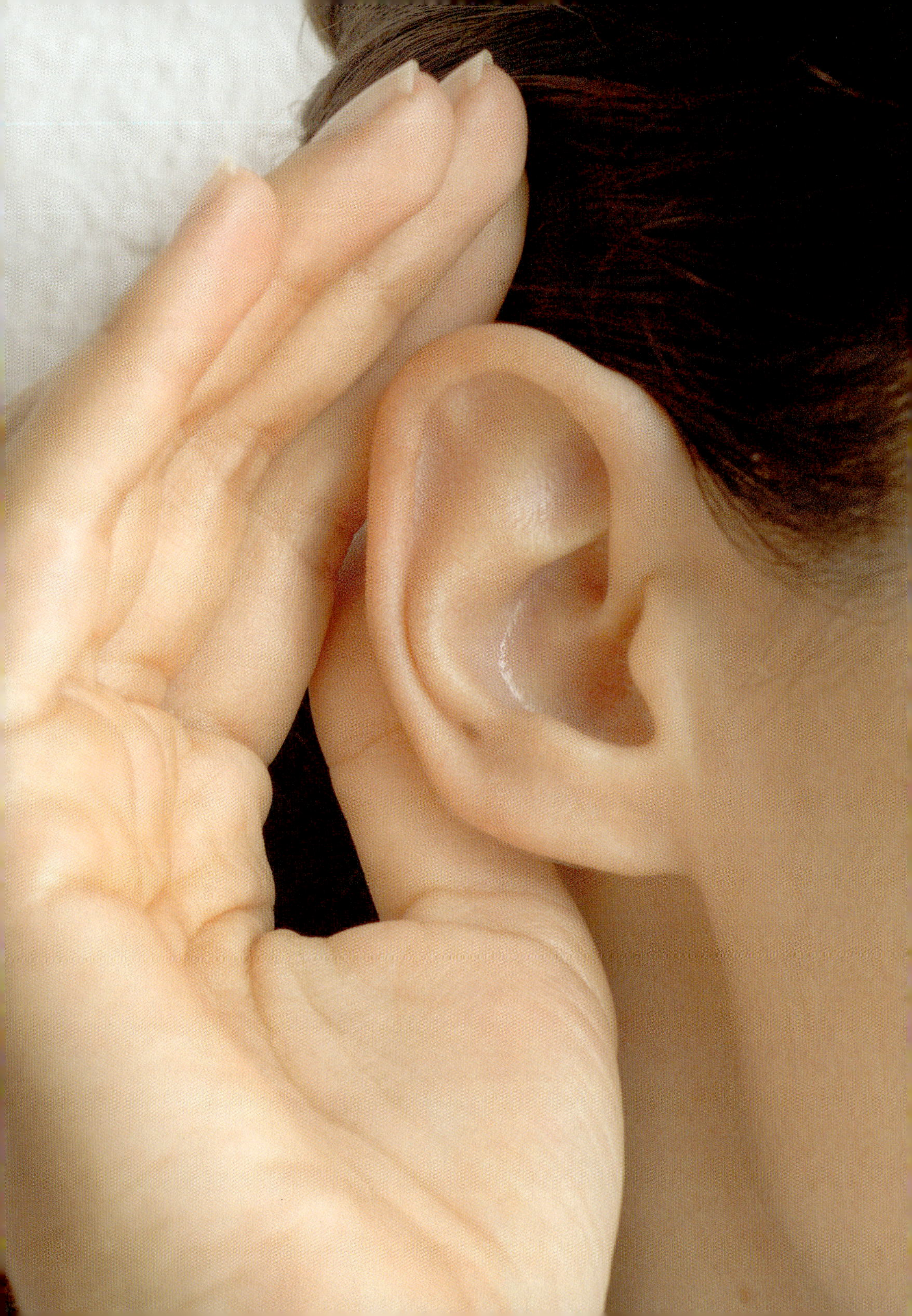

Wissen hilft – das Problem verstehen

Das Leben in unserer Informationsgesellschaft ist geprägt von Hektik, Reizüberflutung und wachsender Selbstentfremdung. Dieses Szenario ist der Hintergrund für das Phänomen Tinnitus. Wenn Sie unter Tinnitus leiden und nach konstruktiven Wegen suchen, mit den Geräuschen im Ohr klarzukommen, sollten Sie wissen, wie Tinnitus entsteht. Was läuft beim normalen Hören in unserem Organismus ab, und wie kommt es zum Tinnitus?

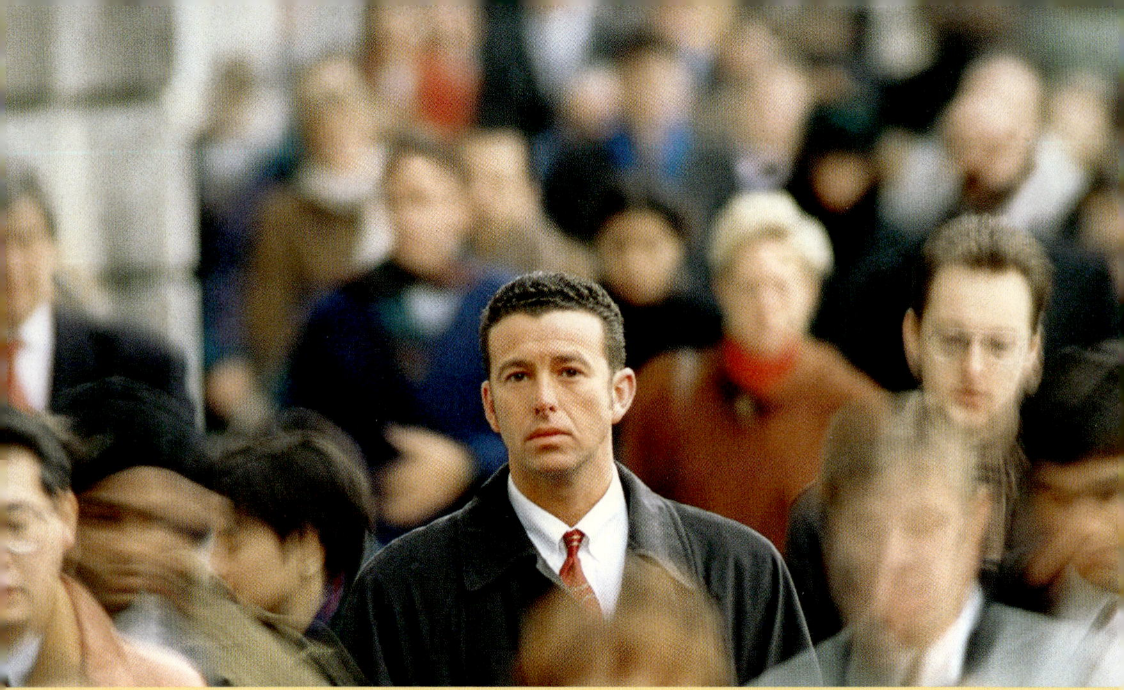

Was ist Tinnitus?

Mit der globalen Informationsgesellschaft hat die Kulturgeschichte der Kommunikation einen vorläufigen Höhepunkt erreicht. Wir erhalten eine unglaubliche Menge an Informationen – und wenn wir wollen, sogar viele gleichzeitig. Was einst mit der Erfindung des Buchdrucks begann, haben Telefon, TV und Internet auf die Spitze getrieben.

Dieses »global village« der Bilder und Fakten beruht vor allem auf audiovisueller Kommunikation. Unsere »Kopf- und Fernsinne«, also Hören und Sehen, werden beansprucht wie niemals zuvor. Fühlen und Spüren als »Nahsinne« des Körpers zur Wahrnehmung unserer ureigensten inneren Bedürfnisse treten dagegen in den Hintergrund.

Unsere Ohren sind – anders als die Augen – 24 Stunden am Tag geöffnet. Damit sind sie rund um die Uhr akustischen Reizen ausgesetzt. Ob Beschallung im Kaufhaus, Restaurant oder Großraumbüro, ob Handy-Klingeln, Verkehrs-

oder Freizeitlärm, wie Discomusik oder MP3-Player etc. – Inseln der Ruhe sind selten geworden. Ausgerechnet hier, in diesem gesellschaftlich wichtigen und zugleich empfindsamen Hörsinnessystem entsteht eine Störung, die für viele Menschen zum essenziellen Problem wird: Tinnitus.

Tinnitus – ein natürliches Phänomen?

Wenn Sie zu den vielen Menschen gehören, bei denen es gelegentlich im Ohr »klingelt«, müssen Sie sich deswegen nicht krank fühlen. Ohrgeräusche sind nicht unbedingt unnatürlich oder krankhaft. Das haben die amerikanischen Hörforscher Heller & Bergman erstmals 1953 in einem Experiment an hörgesunden Erwachsenen gezeigt. Nach der Aufforderung, in einem schalltoten Raum auf etwaige Hörwahrnehmungen zu achten, vernahmen 94 Prozent der Probanden tinnitusartige Geräusche: Zischen, Rauschen, Klingeln und vieles mehr. Und das, obwohl sie niemals zuvor Tinnitus-Geräusche wahrgenommen hatten. Danach kann Tinnitus also auch ein normales Phänomen innerhalb des intakten Hörsystems sein, das im normalen Leben nicht wahrgenommen wird.

Tinnitus als Problem

Wenn Sie jedoch unter Tinnitus leiden, sind Sie in großer Gesellschaft: Etwa 8 Prozent der erwachsenen Bevölkerung in den westlichen Industrienationen nehmen permanent Ohrgeräusche wahr und fühlen sich dadurch in ihrem Alltag belästigt. Etwa 0,5 bis 1 Prozent leiden unter anhaltendem Tinnitus.

Wer hat Tinnitus?

Chronischer Tinnitus, der behandlungsbedürftig ist, kommt besonders oft bei Menschen um die 50 vor. Allerdings gibt es seit einigen Jahren eine deutliche Tendenz zu jüngeren

INFO

TINNIRE = KLINGELN

Unter Tinnitus (von lat. *tinnire = klingeln*) versteht man Töne oder Geräusche, die ohne äußere Schallquelle in den Ohren oder im Kopf wahrgenommen werden und sich als Pfeifen, Rauschen, Summen, Zischen, Klingeln, Piepsen, Sausen, Brummen oder Ähnliches bemerkbar machen.

Lebensaltern. Frauen scheinen etwas häufiger betroffen zu sein als Männer, die sich allerdings öfter wegen Tinnitus in Behandlung begeben als Frauen. Das linke Ohr ist häufiger betroffen als das rechte.
Interessant ist, dass ein vergleichsweise kleiner Anteil von 15 Prozent der Menschen mit permanentem Tinnitus auch unter diesem Symptom leidet. Andersherum: Die große Mehrheit, nämlich 85 Prozent der Menschen mit chronischen Ohrgeräuschen, lebt recht gut damit. Diese auffallende Akzeptanz hängt nicht etwa von der Lautstärke oder dem Klang-Charakter des Tinnitus ab, sondern von anderen Faktoren, auf die wir noch ausführlich eingehen (siehe dazu »Wie Tinnitus entsteht«, Seite 21 ff.).

Wenn Tinnitus wichtige Lebensinhalte verdrängt

Auch wenn sich die Mehrheit mit ihrem Tinnitus arrangiert zu haben scheint, gibt es in absoluten Zahlen immer noch sehr viele Betroffene, die erheblich unter dem Ohrgeräusch leiden. Es nimmt in ihrem Leben zunehmend Raum ein und verdrängt dabei andere, wertvolle Lebensinhalte. Die Beschäftigung

INFO

TINNITUS IN ZAHLEN

- Etwa 35 bis 45 Prozent der Bevölkerung nehmen gelegentlich Tinnitus wahr: Die Geräusche treten unvermittelt auf und verschwinden nach kurzer Zeit wieder.
- Etwa 8 Prozent fühlen sich durch permanente Ohrgeräusche im Alltag belästigt.
- 0,5 bis 1 Prozent leiden an Ohrgeräuschen infolge von Hörstörungen, Konzentrations- und Schlafstörungen, sozialer Isolation, Angst oder Depression und fühlen sich in ihrer Lebensqualität erheblich beeinträchtigt.
- In Deutschland sind 2,7 Millionen Menschen von behandlungsbedürftigem Tinnitus betroffen, davon 1,5 Millionen mittelgradig bis schwerst.
- Jährlich kommen etwa 340.000 Tinnitus-Neuerkrankungen hinzu, 250.000 davon sind chronisch.
- 68 bis 80 Prozent der Betroffenen haben zusätzlich zum Tinnitus eine Hörminderung. 40 Prozent bemerken eine erhöhte Empfindlichkeit in Bezug auf ganz alltägliche Außengeräusche (Hyperakusis).

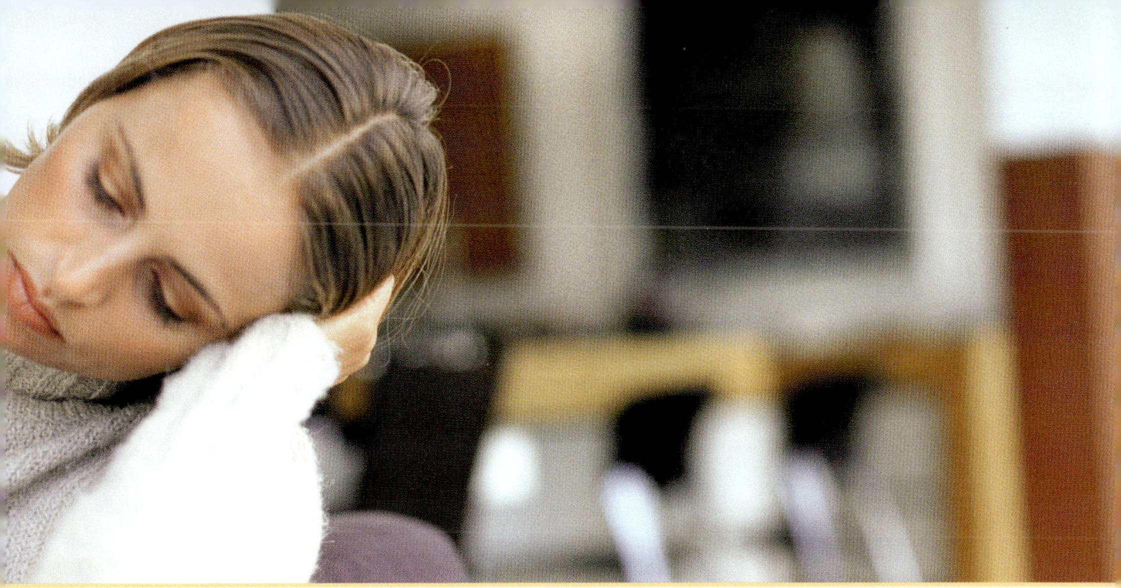

Permanente Ohrgeräusche können den Alltag zur Qual machen.

mit dem störenden Ohrgeräusch fordert immer mehr Aufmerksamkeit und Zeit. Folge sind Konzentrations- und Schlafstörungen, Leistungsabfall, Ängste, Depressionen, muskuläre Verspannungen, Gereiztheit, Nervosität und sozialer Rückzug.
Das Ohrgeräusch wirkt sich damit negativ auf das Leben aus. Wer will und kann schon ein solches Symptom ohne weiteres akzeptieren?

Tinnitus – ein Grund zur Freude?

Vielleicht empfinden Sie diese Überschrift fast als Provokation. Doch wären Sie in bestimmten anderen Teilen der Welt aufgewachsen, so gäbe es für Sie das Problem Tinnitus überhaupt nicht. Dann nämlich wäre Tinnitus für Sie so etwas wie eine besondere Auszeichnung und damit ein Grund zur Freude. Denn wer im Kulturkreis Nordindien und bei einigen Stämmen der nordamerikanischen Indianer Ohrgeräusche vernimmt, gilt als ein ganz besonderer Mensch. Tinnitus gilt hier als Zeichen für einen besonderen »Draht« zu den Göttern.
Sie mögen darüber schmunzeln. Und doch zeigen diese Beispiele, dass Tinnitus an sich nicht automatisch mit Leiden gleichgesetzt werden darf. Ja, er kann durchaus auch positive, lebensbegünstigende Bedeutungen haben. Und das kann man lernen!

»Hin zu« statt »weg von«

Dieser Ratgeber unterstützt Sie dabei. Das Buch wendet sich an alle, die an Ohrgeräuschen leiden. Es hilft Ihnen, das Problems Tinnitus ganzheitlich zu verstehen, es in gesundheitsförderlicher Weise handhabbar und für sich persönlich nutzbar zu machen. Anstelle gewohnter »Weg-von«-Strategien wie Ablenkung und Bewältigung von Tinnitus geht es hier um konstruktive neue Wege im Sinne einer »Hin-zu«-Orientierung.
Im Mittelpunkt stehen verdeckte Ressourcen (Ihre Fähigkeiten, Stärken, Talente, Gaben, kraftvolle Zustände), praktikable Lösungsansätze und persönliche Entwicklungschancen. Dabei wird der Tinnitus bewusst einbezogen.
Es geht um das Verstehen von Tinnitus. Wer ihn bislang als Problem oder gar quälendes Leiden erlebt, kann mit etwas Anleitung durchaus neue Lösungswege entwickeln.

Ihre persönliche Erkundungstour

Dieses Buch lädt Sie mit zahlreichen und auf den ersten Blick ungewöhnlichen Übungen dazu ein, auf eine ganz persönliche, interessante innere Erkundungstour zu gehen. Machen Sie eine Forschungsreise zu Ihren verdeckten Ressourcen und Entwicklungsmöglichkeiten. Dabei können Sie erfahren,

- welche Faktoren die unwillkürliche Tinnitus-Wahrnehmung aufrechterhalten,
- wie Sie Ihre Fähigkeit zur Fokussierung von Aufmerksamkeit für sich nutzen können,
- wie Sie mit Ihren unwillkürlichen inneren Vorgängen kooperieren können,
- wie aus dem Quälgeist Tinnitus ein freundlicher und nützlicher Begleiter werden kann und
- wie Sie sich dabei neue, gesunde Erlebnisbereiche erschließen.

WICHTIG !

NEUER ZUSAMMENHANG

Das Tinnitus-Leiden hört in dem Moment auf, wo es Ihnen gelingt, die Ohrgeräusche in einen neuen Informations- und Sinnzusammenhang zu stellen. Und das können Sie lernen! Schon Friedrich Nietzsche sagte: »Erkennen heißt: alle Dinge zu unserem Besten verstehen.«

WELCHE FORMEN VON TINNITUS GIBT ES?

Jeder Mensch ist einzigartig. Deshalb sind auch die Ohrgeräusche und die Art, wie sie entstanden sind und verarbeitet werden, bei jedem unterschiedlich. Folgende Man unterscheidet zwischen subjektivem und objektivem Tinnitus, außerdem nach Dauer und Belastungsgrad.

SUBJEKTIVER (NICHT MITHÖRBARER) TINNITUS

Dies ist die häufigste Tinnitus-Form. Sie ist nur vom Betroffenen selbst wahrnehmbar und Ausdruck einer besonderen, als störend empfundenen Informationsbildung im Hörsystem. Die Übungen dieses Buches beziehen sich speziell auf diese Tinnitus-Form, soweit körperlich behandelbare Ursachen ausgeschlossen sind.

OBJEKTIVER (MITHÖRBARER) TINNITUS

Diese sehr seltenen Ohrgeräusche sind auch von anderen hörbar (z. B. mittels Stethoskop des Arztes), da sie von inneren Körperschallquellen nahe dem Innenohr des Betroffenen stammen (z. B. gefäß- und muskelbedingte Geräusche). Meist lassen sie sich operativ oder medikamentös behandeln.

AKUTER TINNITUS

Hierbei treten die Ohrgeräusche mehr oder weniger abrupt auf und bestehen weniger als drei Monate. Sie sollten HNO-ärztlich auf auslösende körperliche Ursachen hin untersucht und behandelt werden.

SUBAKUTER TINNITUS

Die Ohrgeräusche bestehen mehr als drei Monate bis zu einem Jahr.

CHRONISCHER TINNITUS

Der Tinnitus besteht länger als ein Jahr.

ERTRÄGLICH ODER BELASTEND

Tinnitus kann zudem kompensiert (erträglich) oder dekompensiert (belastend) sein. Im letzteren Fall führen die Ohrgeräusche zu erheblichen Störungen in privaten und beruflichen Bereichen des täglichen Lebens.

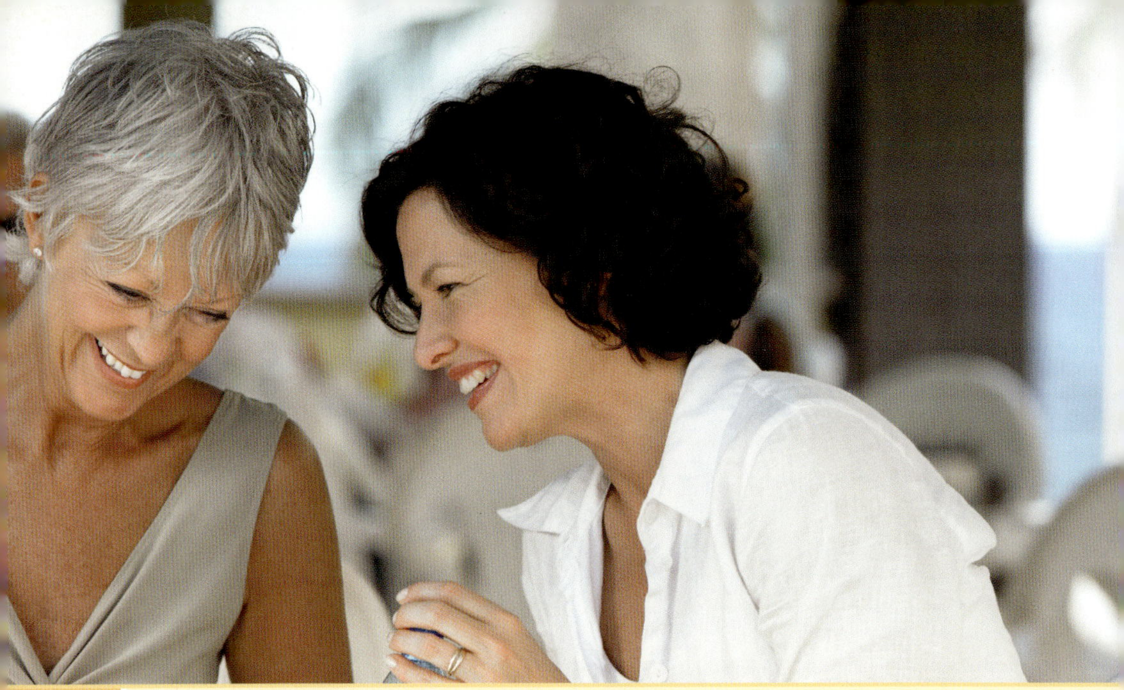

Der normale Hörvorgang

Wenn Sie verstehen wollen, wie Tinnitus entsteht, sollten Sie wissen, wie das Ohr funktioniert. Welche Vorgänge führen dazu, dass wir hören? Wie ist das Hörsystem aufgebaut? Und welche Strukturen sind am Hören beteiligt? In diesem Kapitel zeichnen wir den Weg nach, den der Schall oder das Hörsignal vom Ohr bis in das Gehirn nimmt. Wir beginnen zunächst mit dem Aufbau des Ohres.

Das Ohr besteht aus dem äußerem Ohr mit Ohrmuschel und Gehörgang, dem Mittelohr mit Trommelfell und Gehörknöchelchen und dem Innenohr mit der Hörschnecke, dem eigentlichen Hörsinnesorgan (siehe Abbildung Seite 16).

Die einzelnen Abschnitte haben verschiedene Funktionen: Äußeres Ohr und Mittelohr dienen dem Schalltransport, und die Hörschnecke ist für die Schallverteilung und Schalltransformation zuständig, also für die Umwandlung von mechanischer Energie (Druckschwankungen) in elektrische Energie.

Von der Schallwelle zum Nervenimpuls

Die Schallwellen treffen zunächst auf das äußere Ohr, also auf Ohrmuschel und Gehörgang. Beide verändern den Schall durch Resonanz und dienen als Schalltrichter beim Richtungshören. Dadurch wird das Hören insbesondere bei niedrigen Schallpegeln besser. Hält man die Handflächen hinter die Ohrmuscheln, lässt sich dieser Effekt verstärken, was manche Schwerhörige nur zu gut wissen. Der Gehörgang ist mit dünner Haut ausgekleidet, die zahlreiche Haare und Drüsen aufweist. Hier wird das Ohrenschmalz gebildet, das die empfindliche Gehörgangshaut schützt und reinigt.

Die Bedeutung des Mittelohrs

Nachdem die Schallwellen den Gehörgang passiert haben, treffen sie auf das Trommelfell (siehe Abbildung Seite 16), eine vierschichtig aufgebaute dünne Membran, die nun in Schwingungen gerät. Diese Schwingungen setzen sich über die drei Gehörknöchelchen im Mittelohr (Hammer, Amboss, Steigbügel) auf die Hörschnecke fort.

SCHALL & SCHWINGUNGEN

INFO

An großen Basslautsprechern lässt sich sehen und fühlen, wie die Membranen bei der Schallerzeugung hin- und herschwingen. So erzeugen sie rhythmisch abwechselnde Verdichtungen und Verdünnungen der Luft, und es entstehen Luftdruckschwingungen beziehungsweise Schallwellen.
Der Frequenzbereich der für Menschen hörbaren Schallwellen liegt zwischen 20 und 16.000 Hertz (= Schwingungen pro Sekunde, Abkürzung Hz). Als Hauptsprachbereich gilt das Spektrum von 100 bis 8.000 Hertz.
Zum Vergleich die Hörbereiche einiger Tiere:

- Hunde: 20 bis 35.000 Hertz
- Vögel: 1000 bis 10.000 Hertz
- Fledermäuse: 1000 bis 100.000 Hertz (Ultraschall)
- Wale, Delfine: 10 bis 100.000 Hertz

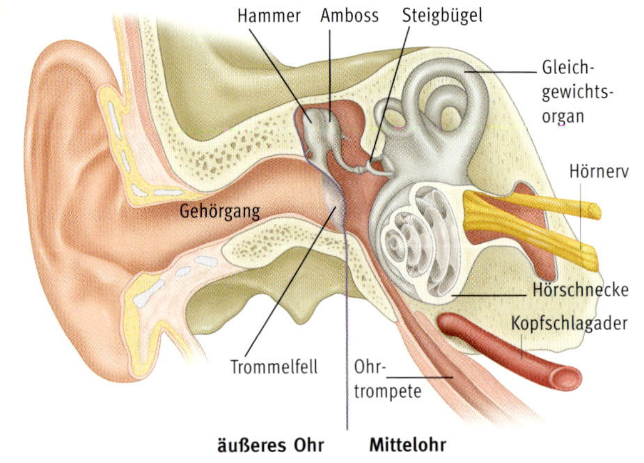

Querschnitt durch das menschliche Ohr.

Grundvoraussetzung für die optimale Übertragung der Schwingungen ist ein gut belüftetes Mittelohr. Dies gewährleistet eine Verbindung des Mittelohres zum Nasenrachen – die Ohrtrompete oder Eustachische Röhre. Das regelmäßige Öffnen der Ohrtrompete, das sich als hörbares Knacken beim Gähnen oder Schlucken bemerkbar macht, ist wichtig für den Druckausgleich zwischen Umgebung und Mittelohr, zum Beispiel beim Aufenthalt im Gebirge, auf einer Flugreise oder beim Tauchen.

Die Hörschnecke

Über die drei Gehörknöchelchen des Mittelohrs erreichen die Schwingungen schließlich das Innenohr, genauer gesagt die Hörschnecke mit dem eigentlichen Hörsinnesorgan. Die Hörschnecke befindet sich mit dem benachbarten Gleichgewichtsorgan im Felsenbein des Schädels, dem härtesten Knochen des Menschen überhaupt.

Die Hörschnecke besteht aus zweieinhalb Windungen eines mit Flüssigkeit gefüllten Hohlraums, der durch zwei dünne, schwingungsfähige Membranen geteilt ist. Eine dieser Membranen ist die so genannte Basilarmembran. Sie trägt die Hörsinneszellen des Innenohres. Die durch die Schallwellen ausgelösten Vibrationen des Steigbügels erzeugen in der Flüssigkeit der Hörschnecke nun ihrerseits Druckwellen, die sich von der Schneckenbasis zur Schneckenspitze hin ausbreiten (daher »Wanderwellen« genannt) und die Membranen einschließlich der Hörsinneszellen in Schwingungen versetzen.

Das Cortische Organ

Um zu verstehen, wie aus den Schwingungen der Basilarmembran Nervenimpulse entstehen, die zu einer Hörempfindung führen, sollten Sie wissen, was auf der Ebene des empfindlichen, mikroskopisch kleinen Hörsinnesapparates auf der Basilarmembran geschieht. Dieses Cortische Organ ist nach seinem Erstbeschreiber Alfonso Corti (1822–1876) benannt.

Das Cortische Organ (siehe Abbildung Seite 18) enthält unter einer Deckmembran etwa 17.000 Hörsinneszellen, die auf mechanische Reize (z. B. Druck, Biegung) spezialisiert sind. Sie weisen an der Spitze ihres schlanken Zellkörpers jeweils 50 bis 100 Sinneshärchen auf und werden daher Haarzellen genannt. Diese Zellen, die auf einer Länge von nur 28 Millimetern auf der Basilarmembran angeordnet sind, bilden die Grundlage für unsere Hörfähigkeit.

Nach ihrer Anordnung lassen sich drei Reihen äußerer Haarzellen sowie eine Reihe innerer Haarzellen unterscheiden. Wenngleich die inneren Haarzellen die eigentlichen Hörsinneszellen darstellen, sind die äußeren Haarzellen (etwa 13.000) nicht weniger wichtig: Da sie sich auf Grund spezieller Eiweißstrukturen wie ein Muskel zusammenziehen können, bewirken sie eine Modulierung und Verstärkung der ankommenden Druckwellen. Mit dieser aktiven Verstärkung des Reizes durch die äußeren Haarzellen wird das Hörorgan sehr viel empfindlicher für sehr niedrige Schallpegel, wie beispielsweise Blätterrascheln oder Flüstern.

Wir hören sehr differenziert

An der Spitze der Wanderwelle werden nur einige wenige innere Haarzellen mechanisch gereizt. Je nach Frequenz des eintreffenden Schalls liegt die Wellenspitze an verschiedenen Orten auf der Basilarmembran – bei hohen Frequenzen an der Basis, bei tiefen Frequenzen an der Spitze der Hörschnecke.

Auf diese Weise werden die Hörsinneszellen an verschiedenen Orten der Basilarmembran frequenzspezifisch erregt, das Frequenzband des Schalls wird quasi zerlegt. Dies alles macht ein sehr feines und differenziertes Hören mit Unterscheidung kleinster Frequenz- und Intensitätsunterschiede möglich.

Die von der Wanderwellenspitze bewirkte mechanische Reizung der kleinen Sinneshärchen an der Oberfläche der inneren Haarzellen führen nun zu Veränderungen des Stoffwechsels und der elektrischen Eigenschaften der Zellen. Dadurch entstehen an ihren Kontaktstellen zum Hörnerv elektrische Signale. Die inneren Haarzellen im Cortischen Organ verwandeln somit die mechanische Energie der Wanderwelle in elektrische Impulse, die in den Hörnervenfasern zum Gehirn weitergeleitet werden.

Die Hörverarbeitung im Gehirn – vom Nervenimpuls zur Information

Der physikalische Schall wird also mit Hilfe des Ohres in elektrische Nervenimpulse verwandelt, die dann über den Hörnerv an das Gehirn weitergeleitet werden. Lassen Sie uns nun weiter verfolgen, welchen Weg diese Nervenimpulse innerhalb der Hörbahn vom Hörnerv bis zum Hörgehirn nehmen und welche Aktivitäten sie an verschiedenen Orten im Gehirn auslösen (vgl. dazu die Abbildung der Hörbahn rechts).

Je lauter die Schallreize, desto mehr Nervenimpulse

Im Hörnerv mit mehr als 30.000 Fasern vereinigen sich sämtliche der feinen Fasern, die mit den Haarzellen des Innenohres in Verbindung stehen. Interessanterweise zeigen die Fasern des Hörnervs selbst in der Stille eines schalltoten Raumes eine spontane elektrische Aktivität von etwa 60 bis 80 Impulsen pro Sekunde, also 60 bis 80 Hertz.
Ein Schallreiz führt nach seiner Umwandlung im Innenohr zu einer zusätzlichen elektrischen Impulsrate in den Hörnervenfasern, so dass ein bestimmtes Muster von elektrischen Impulsen entsteht. Mit zunehmender Lautstärke des Schallreizes nimmt die Zahl der Nervenimpulse pro Sekunde immer mehr zu, und das Impulsmuster ändert sich.
Die Impulsmuster des Hörnervs werden zunächst im Hirnstamm umgeschaltet. Der Hirnstamm ist entwicklungsgeschichtlich ein sehr alter Hirnteil. Er ist mit dem autonomen Nervensystem verbunden und für lebenswichtige Körperfunktionen

Hörschnecke mit Cortischem Organ.

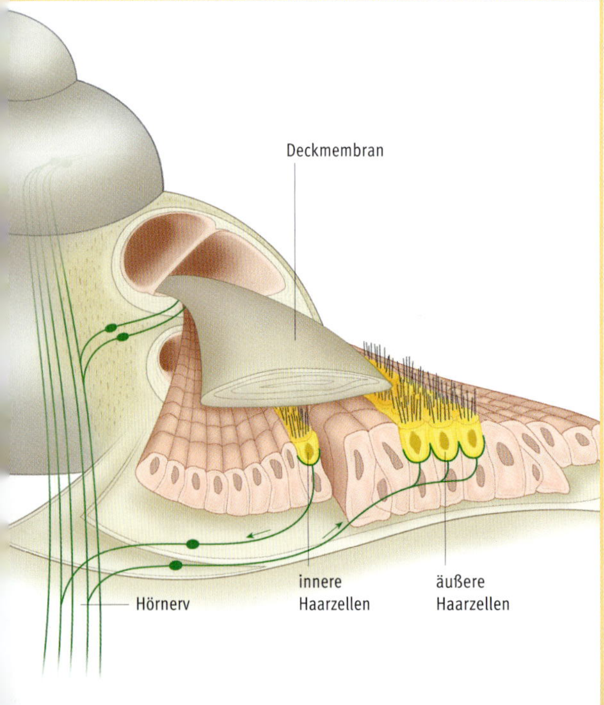

verantwortlich, die zumeist unwillkürlich, also ohne unser steuerndes Bewusstsein ablaufen. Hierzu gehören Herzschlag, Atmung, Schlafen und Wachen.

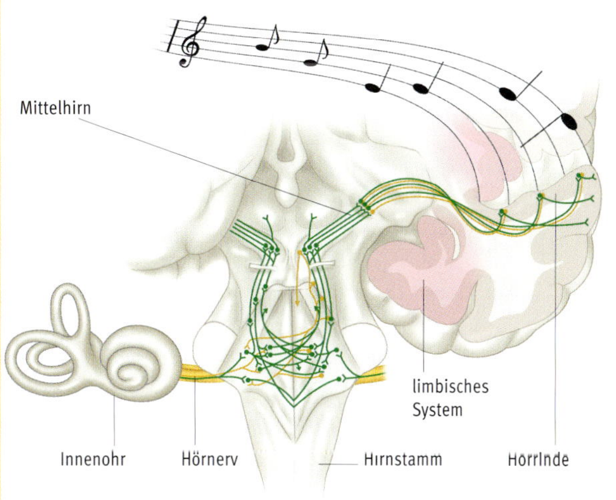

Die Hörbahn: der Weg der Nervenimpulse durch das Gehirn.

Das Mittelhirn

Im oberen Teil des Hirnstamms, dem Mittelhirn, werden die Fasern der Hörbahn nochmals umgeschaltet. Die Strukturen des Mittelhirns sind für unsere Aufmerksamkeitsleistungen und Bewusstseinszustände wichtig. Deshalb spielen sie auch hinsichtlich Art und Häufigkeit der Tinnitus-Wahrnehmung eine wichtige Rolle. Außerdem ist das Mittelhirn ein wichtiges Integrationszentrum, da es neben den Nervenimpulsen aus dem Hörsystem auch Impulse aus anderen Sinnessystemen, wie Sehen und Körperempfinden, sammelt und verarbeitet. Ermöglicht wird dies durch besondere Nervenzellen, die im Dienste mehrer Sinnessysteme stehen: so genannte multisensorische Neurone.

In der Hörrinde wird der akustische Reiz bewusst

Von den Umschaltstellen des Mittelhirns ziehen die Nervenfasern der Hörbahn zur Hörrinde im Schläfenlappen unseres Gehirns. Wie die Lämpchen einer Lichterkette werden dabei innerhalb der Hörbahn bestimmte Nervenzellverbände aktiviert, bis die Hörrinde erreicht ist. Jetzt erst wird der akustische Reiz bewusst. Die Umschaltstellen der Hörbahn haben dabei besondere Filterfunktionen für ankommende Nervenimpulse und arbeiten nach dem Prinzip der Mustererkennung: Die Nervenzellverbände werden erst aktiv, wenn ankommende Impulse bestimmte Muster beziehungsweise Zeittakte aufweisen. Erst dann werden diese Impulse weitergeleitet.

Das limbische System

Sowohl der Hirnstamm als auch die Hörrinde im Schläfenlappen sind vielfach vernetzt mit der zentralen Bewertungsinstanz unseres Gehirns, dem limbischen System, das verschiedene Hirnteile durchzieht (z.B. Schläfenlappen, Zwischenhirn). Das limbische System ist für »subjektive«, meist unwillkürliche und unbewusste Bewertungsfunktionen zuständig: für unsere Gefühle, Haltungen und Zustände. Über die Ausschüttung von Botenstoffen (z. B. Noradrenalin, Dopamin) bestimmt es maßgeblich unsere unbewussten Körperreaktionen (Atmung, Herztätigkeit, Blutdruck usw.) sowie unsere bewussten Denkprozesse. Das limbische System erzeugt also emotionale Zustände (Angst, Aggression, Lust usw.), die den Sinneseindrücken eine Bedeutung geben. Sie führen blitzschnell zu entsprechenden Körperreaktionen (z. B. Kampf- oder Fluchtreaktionen), ohne dass das Bewusstsein daran beteiligt ist. Das Resultat dieser gefühlsmäßigen Bewertung wird im emotionalen Gedächtnissystem abgespeichert. Treten solche Sinneseindrücke dann erneut auf, werden sie nach dem Prinzip der Mustererkennung schnell und automatisch abgerufen. So wird also jedes Hörsignal-Muster sofort anhand gespeicherter Erfahrungen bewertet und löst bestimmte Körperreaktionen aus. Auf diese Weise erhält ein an sich neutrales Nervenimpulsmuster eine subjektive Bedeutung, einen eigenen Informationswert.

Der Mensch kann Geräusche filtern

Zwar können wir die beschriebenen unwillkürlichen Vorgänge beim Hören nicht gänzlich kontrollieren, doch durch unser Bewusstsein können wir Aufmerksamkeit lenken und bündeln, was uns gewisse, nicht zu unterschätzende Einflussmöglichkeiten gibt. Zum einen kann man Bewertungen bewusst verändern. Ein Geräusch-Mix lässt sich so nach den Kriterien »wichtig« und »unwichtig« sortieren. Mit dieser Fähigkeit ist es uns beispielsweise möglich, im Geräusch-Gewirr einer Party das Klingeln unseres Telefons »herauszuhören«. Ebenso können wir den Straßen- oder Kinderlärm »ausblenden«, wenn jemand uns gerade etwas Wichtiges erzählt. Zum anderen lässt sich die Fähigkeit zur Bündelung und Lenkung der Aufmerksamkeit auch bei störendem Tinnitus nutzen, um eine heilsame Umbewertung anzuregen. Im Übungsteil des Buches finden Sie viele Möglichkeiten, dies einmal auszuprobieren.

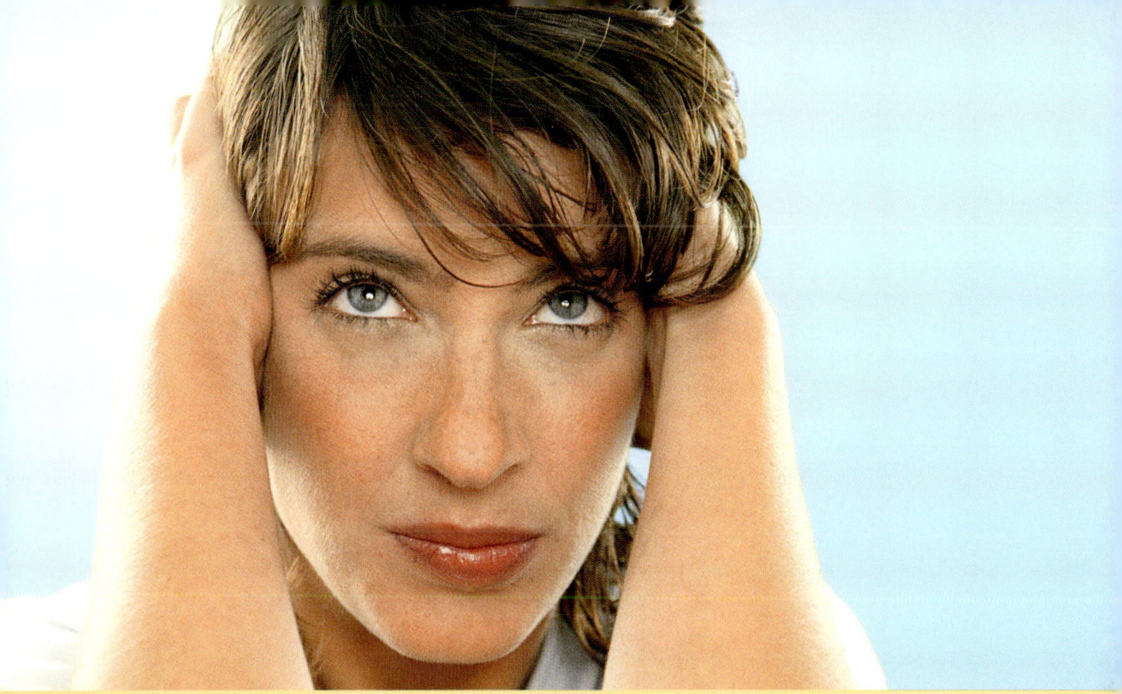

Wie Tinnitus entsteht

Aus der praktischen Erfahrung und aus Ergebnissen der modernen Hörforschung sind heute eine Vielzahl möglicher körperlicher Auslöser für das Tinnitus-Signal bekannt. Sie können das Hörsystem, das Gehirn, aber auch andere Bereiche betreffen. Tritt bei Ihnen der Tinnitus zum ersten Mal auf, lassen Sie sich am besten vom HNO-Arzt untersuchen und gegebenenfalls behandeln.

Grundsätzlich ist es möglich, dass Tinnitus oder Hörminderungen mit Herz-Kreislauf-Erkrankungen, Stoffwechselerkrankungen und gesundheitlichen Risikofaktoren (z. B. Rauchen) zusammenhängen. In von mir geleiteten Studien wurden bei Patienten mit plötzlichen Tieftonhörverlusten auffallend häufig nächtliche Blutdruckabfälle bei insgesamt niedrigen Blutdruckwerten beobachtet. Auch wechselnd oder krisenhaft stark ausgeprägter Bluthochdruck wird als Risikofaktor für Hörstörungen angesehen.

Ansonsten erscheint es nach aktuellen Untersuchungen unwahrscheinlich, dass innenohrbedingte Hörstörungen mit Risikofaktoren für Herz-Kreislauf-Erkrankungen und Schlaganfall sowie mit Zuckerkrankheit zusammenhängen.

Körperliche Ursachen als Tinnitus-Auslöser

Der wichtigste Ansprechpartner zur Abklärung möglicher körperlicher Tinnitus-Auslöser ist der Hals-Nasen-Ohren-Arzt. Er wird Sie ausführlich zu Ihren Beschwerden befragen und anschließend die notwendigen Untersuchungen durchführen. Hierzu gehören:

- die Untersuchung von Hals, Nase und Ohren
- verschiedene Ton- und Sprach-Hörtests
- die Bestimmung der individuellen Tinnitus-Merkmale (Intensität, Frequenz, Verdeckbarkeit)

INFO

IHRE KIEFERGELENKE KÖNNEN AUSLÖSER SEIN

Funktionsstörungen der Kiefer-, Kopf- und Halswirbelsäulengelenke (vgl. Übersicht Seite 24) können als Tinnitus-Auslöser in Betracht kommen, wenn Sie folgende Beobachtungen machen:

- Der Tinnitus ändert seine Intensität beim Verschieben des Unterkiefers, beim Zusammenbeißen der Zähne, beim Gähnen oder bei Kopfdrehung.
- Sie spüren starke Verspannungen der Kiefer-(und Nacken-)Muskulatur mit wiederholt vorübergehend auftretenden Schmerzen im Bereich des Ohres und Ausstrahlung in die Schläfenregion.
- Sie knirschen im Schlaf mit den Zähnen.
- Das Ohrgeräusch trat nach einer Veränderung der Zahn- oder Bissstellung oder nach einer Halswirbelsäulenverletzung auf.

In den oberen Kopf- und Halswirbelsäulengelenken wie auch in unseren Kiefergelenken befindet sich eine Vielzahl von Fühlrezeptoren. Werden sie gereizt, gelangen von hier aus Nervenimpulse in die Umschaltstellen der Hörbahn im Hirnstamm, wo sie die Verarbeitung und Weiterleitung von Hörimpulsen hemmen oder fördern und damit die wahrgenommene Tinnitus-Intensität beeinflussen können.

- die Untersuchung des Gleichgewichtssinns
- Spezialuntersuchungen zur Überprüfung der Hörsinneszellen (Otoakustische Emissionen, OAE) und der Hörnerven (BERA)

In Einzelfällen ist eine Kernspintomografie des Gehirns zur Sichtbarmachung des Hörsystems erforderlich. Zur weiteren Abklärung der körperlichen Tinnitus-Ursachen können auch Ärzte anderer Fachgebiete hinzugezogen werden: Orthopäde, Zahnarzt, Internist, Hausarzt oder Neurologe. Viele der im Kasten auf Seite 24 aufgeführten auslösenden Ursachen lassen sich in konventioneller Weise medizinisch erfolgreich behandeln, zum Beispiel ein Hörsturz oder die Otosklerose.

Das Gehirn »hört« ein Geräusch, das es »gar nicht gibt«

Subjektiver Tinnitus kann auf verschiedenen Ebenen des Hörsystems (von der Hörschnecke über den Hörnerv bis zum Gehirn) ausgelöst werden. Bis heute lässt sich der genaue Entstehungsprozess im Einzelfall nicht direkt beobachten, sondern lediglich indirekt rekonstruieren. Allen möglichen Entstehungsarten ist gemeinsam, dass in der Hörbahn Nervenimpulse entstehen, die normalerweise von äußeren Schallquellen ausgelöst werden. Da unser Gehirn diese Impulse wie echte Schallsignale behandelt, werden Höreindrücke produziert, obwohl keine äußeren Schallquellen vorhanden sind. Die meisten Ohrgeräusche kommen auf diese Weise zustande. Es muss also keine Krankheit dahinterstecken.

In den folgenden Abschnitten wird beschrieben, was genau bei der Wahrnehmung des Tinnitus im Gehirn geschieht. Sie erfahren, wie es dazu kommt, dass Ohrgeräusche permanent bewusst wahrgenommen werden und hieraus ein Tinnitus-Leiden entsteht.

Was hält den Tinnitus aufrecht?

Die Hörforscher Pavel Jastreboff (USA) und Jonathan Hazell (Großbritannien) haben Anfang der 1990er Jahre ein »Neurophysiologisches Tinnitus-Modell« entwickelt. Darin wurden erstmals die Abläufe im Gehirn bei der Entstehung von Tinnitus zusammenfassend dargestellt. Dieses Modell bildet die wissenschaftliche Grundlage für die moderne Tinnitus-Therapie.

AUSLÖSENDE URSACHEN FÜR SUBJEKTIVEN TINNITUS

I. HÖRSYSTEM

»Hörsturz« – Akute Hörminderung
Plötzliche Funktionsstörung des Innenohres. Als Ursachen werden Durchblutungsstörungen (auch niedriger Blutdruck!), Störungen der Immunabwehr und Virusinfekte angenommen. Spontane Besserungen in den ersten Tagen sind häufig, im Einzelfall jedoch nicht vorhersagbar.

Knalltrauma
Direkte mechanische Schädigung des Innenohres durch hohe impulsartige Schalldrucke über 160 dB durch Knallkörper, Schusswaffen oder Spielzeugpistolen.

Akutes Lärmtrauma
Innenohrschaden mit erhöhtem Sauerstoffverbrauch durch hohe Schallbelastung über 100–120 dB über Minuten bis Stunden durch Diskothekenbesuch (bis 110 dB), Rockkonzerte (bis 120 dB), Kinderspielzeug (bis 140 dB!).

Chronische Lärmschwerhörigkeit
Beidseitige Innenohrschädigung durch dauerhafte Lärmbelastung mit mehr als 85–90 dB über viele Jahre hinweg bei Lärmtätigkeit ohne Gehörschutz, z. B. Metallarbeiter, Diskjockeys, (Orchester-) Musiker u. a.

Menière-Krankheit
Überwiegend einseitige, anfallsweise Hörminderung für tiefe und mittelfrequente Töne, mit heftigem Drehschwindel und tieffrequentem Ohrgeräusch durch Zunahme der Innenohrflüssigkeit.

Idiopathisch (ohne Hörminderung)
»Von selbst« entstandene Ohrgeräusche ohne erkennbare Ursache.

Otosklerose
Von griech. *otos = Ohr, scleros = hart.* Knochenumbaustörung mit Verwachsungen des Steigbügels am Innenohr.

Entzündungen
Mittelohrentzündungen (u.a. bei Grippe) können auf das Innenohr übergreifen und die Hörsinneszellen dauerhaft schädigen.

Medikamente
Bestimmte Antibiotika (Aminoglykoside), Schmerzmittel (z. B. Aspirin), entwässernde Mittel (Schleifendiuretika) und Krebsmedikamente, die v. a. bei hoher Dosierung das Innenohr schädigen können.

Akustikusneurinom
Seltene gutartige Gewebsvermehrung der Hülle des Gleichgewichtsnervs, die auf den Hörnerv drückt und Hörminderung, Tinnitus und Schwindel hervorruft.

II. ZENTRALES NERVENSYSTEM

Schädel-Hirn-Trauma
Verletzungen des Kopfes mit Erschütterung oder Stauchung des Gehirns und der Hörschnecke, mit oder ohne Bruch des Felsenbeins.

Hirnerkrankungen
Entzündungen des Gehirns (z. B. multiple Sklerose), Geschwülste, Durchblutungsstörungen u. a. mit Beeinträchtigung der Hörbahn.

III. ANDERE

Funktionsstörungen der Kiefergelenke
Bissfehlstellungen, Ungleichgewichte der Kaumuskulatur, Zähnereiben, die nachweislich zu einer Beeinflussung der Hörverarbeitung bis in die Hirnrinde führen.

Halswirbelsäulen-Erkrankungen
Beeinträchtigung der Hörverarbeitung durch Irritation der oberen Kopf- und Halswirbelsäulengelenke bei Schleudertrauma, Muskelverspannungen u. a.

Ein Software-Problem?

So wissen wir heute, dass sich wesentliche Vorgänge, die die bewusste Tinnitus-Wahrnehmung aufrechterhalten, in Regionen unseres Gehirns abspielen, die für das Denken und Fühlen verantwortlich sind. Anhaltend störender Tinnitus ist ein »Problem der Bio-Informatik«, wie es ein Betroffener einmal treffend formulierte, also ein »Software-Problem« der Signalverarbeitung im Gehirn. Entscheidend für die störende, zumeist unwillkürliche Hinwendung auf den Tinnitus ist dessen gedanklich-emotionale »Färbung«, die individuell sehr unterschiedlich ist.

Im Gehirn spielt sich dabei Folgendes ab: Durch eine auslösende Ursache im Hörsystem oder ganz von selbst, ohne erkennbare Ursache, entsteht ein bioelektrisches Signal. Dies wird genau wie ein durch ein äußeres Schallereignis entstandener Impuls automatisch durch alle Instanzen der Hörbahn bis zur Hörrinde im Schläfenlappen unseres Gehirns nach dem Prinzip der Mustererkennung durchgeschaltet (siehe Abbildung Seite 26).

Wird dieses Signal dann von der zentralen Bewertungsinstanz unseres Gehirns, dem limbischen System, mit »negativen« Emotionen wie Angst, Aggression oder Traurigkeit belegt, so ist der Weg zur wiederkehrenden quälenden Konzentration auf den Tinnitus gebahnt: Diese individuell sehr unterschiedliche »emotionale Färbung« des Tinnitus sorgt nämlich dafür, dass bestimmte Hörfilter weiterhin für das Tinnitus-Signal offen bleiben. Denn was wichtig oder neu (also emotional bedeutsam) ist, erregt ganz unwillkürlich unsere Aufmerksamkeit und dringt daher in unser Bewusstsein.

Eng verbunden mit einer unangenehmen emotionalen Färbung ist die negative gedankliche Bewertung des Signals. Sie wird der Nervenzellaktivität im Bereich des Stirnhirns zugeordnet und lenkt nun ebenfalls die Aufmerksamkeit auf das Hörphänomen Tinnitus.

INFO

TINNITUS KANN OHNE ERKRANKUNG AUFTRETEN!

Die meisten Ohrgeräusche kommen dadurch zustande, dass Nervenzellen in der Hörbahn Impulse senden, die normalerweise von äußeren Schallquellen ausgelöst werden. Da unser Gehirn diese Impulse wie echte Schallsignale behandelt, werden Höreindrücke produziert, auch ohne Erkrankung.

Hyperakusis – wenn die Hörfilter zu durchlässig werden

Wenn sich die Aufmerksamkeit im weiteren Verlauf immer stärker auf das Hören richtet, können Nervenimpulse, die durch äußere Schallreize ausgelöst wurden, verstärkt die Hörfilter des Gehirns passieren. Das Ergebnis ist eine Geräuschüberempfindlichkeit (»Hyperakusis«, von griech. *hyper* = *über* und *akouein* = *hören*), die etwa 40 Prozent der Tinnitus-Betroffenen bemerken. Bereits alltägliche Umweltgeräusche wie Geschirrklappern oder der PC-Lüfter erscheinen dann unangenehm laut.

INFO

ENTSTEHUNG VON TINNITUS

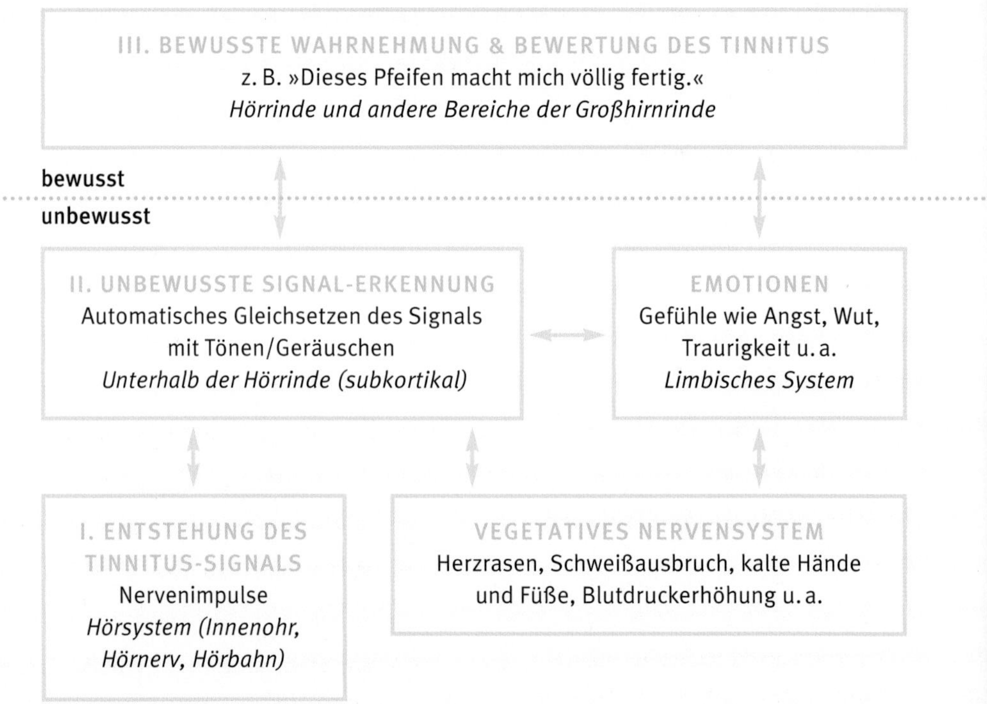

Bei Stille dreht das Gehirn den Verstärker auf

Nicht selten ist die Hyperakusis, die übrigens auch ohne Ohrgeräusche und bei Normalgehör auftreten kann, mit Herzrasen, Schweißausbruch, Unruhe oder Angst verbunden. Oft meiden die Betroffenen dann die »nervenden« Geräuschquellen oder stopfen sich die Ohren zu. Prompt wird die übermäßige Geräuschempfindlichkeit noch weiter verschlimmert. Denn das Gehirn erhöht nun die Empfindlichkeit des Hörsystems über eine vermehrte Durchlässigkeit der Filter. Der Verstärker wird quasi weiter aufgedreht. Sie kennen dieses Phänomen vom Sehen: Wenn Sie längere Zeit im Dunkeln waren und dann plötzlich ins Sonnenlicht treten, empfinden Sie das im ersten Moment als regelrecht schmerzhaft.

Angst verstärkt die Wahrnehmung

Hinzu kommt bei Tinnitus und der Hyperakusis meist die wachsende Angst vor Geräuschen überhaupt. Fatale Folge: Man richtet seine Aufmerksamkeit nur noch mehr auf das, was man fürchtet. Denn all das, wovor wir Angst haben, dringt verstärkt ins Bewusstsein – das gilt für äußere Geräusche ebenso wie für innere Ohr- und Körpergeräusche.
All dies kann dazu führen, dass Nervenimpulse, die sonst unterschwellig bleiben, nun auf einmal bewusst werden. Sie sind dann subjektiv als »neue«, zusätzliche Geräusche hörbar.
Im Laufe der Zeit entsteht ein Kreislauf, der das Leiden immer mehr verstärkt:

- Bewusstwerden der Ohrgeräusche mit verstärkter Hör-Fokussierung.
- Dies löst »negative« Emotionen (u. a. Angst, Panik, Wut, Traurigkeit) und vegetative Stressreaktio-

INFO

WENN EIN BLÄTTERRASCHELN STÖRT

Normalerweise liegt die Grenze, ab der Töne oder Geräusche als unangenehm laut empfunden werden, bei 90 bis 95 Dezibel (Unbehaglichkeitsschwelle). Bei der Hyperakusis werden jedoch bereits relativ leise Geräusche weit unter der normalen Unbehaglichkeitsschwelle als unangenehm empfunden: normaler Straßenlärm (80 dB), Geschirrgeklapper (75 dB), Geschirrspülmaschine (40 dB) oder sogar schon Blätterrascheln (20 dB). Zum Vergleich: Presslufthammer und Diskothek (110 dB), Trillerpfeife (130 dB = Schmerzschwelle), Silvesterböller und Gewehrschuss (170 dB).

nen aus, also unwillkürliche körperliche Reaktionen (z. B. Schweißausbrüche, Herzrasen, Erhöhung des Blutdrucks).

- Folge sind »katastrophisierende« Gedanken.
- Man prüft ständig, ob die Ohrgeräusche noch da sind – daraus entstehen wiederum negative Emotionen und vegetative Stressreaktionen, und somit ist man im Kreislauf gefangen.

Je negativer der Tinnitus gefärbt ist, desto größer das Problem

Die Bewertung des Tinnitus erfolgt zunächst überwiegend gefühlsmäßig-emotional durch das limbische System des Gehirns und ist kulturell und individuell sehr unterschiedlich. Je negativer der Tinnitus emotional und gedanklich gefärbt ist, desto stärker und länger bleibt er im Bewusstsein: Einen Feind lässt man nicht so leicht aus dem Blickfeld. Alles, was wir bekämpfen oder weghaben wollen, wird uns noch stärker bewusst!

Je mehr die Aufmerksamkeit auf die Ohrgeräusche gerichtet wird, umso mehr werden andere angenehme Sinneseindrücke des Sehens, Fühlens, Schmeckens und Riechens ausgeblendet, was das Leiden drastisch verstärkt. Die Betroffenen entwickeln sich zu leidgeplagten »Hörmenschen«.

Nervenzellenverbände organisieren sich um

Wie ein Muskel, der trainiert wird und deshalb Umfang und Dichte ändert, kommt es so zu einer auf den Tinnitus bezogenen Umorganisation von Nervenzellverbänden im Gehirn. Immer mehr Nervenzellen treten nun in den Dienst der Tinnitus-Wahrnehmung. Diese Umorganisation ist allerdings nicht nur typisch für Tinnitus-Betroffene: Auch im Gehirn von Berufsmusikern (beispielsweise Violinisten) konnte man ähnliche Veränderungen der Nervenzellorganisation nachweisen.

Die gute Nachricht: Solche Veränderungen der Nervenzellorganisation, die praktisch auch bei jedem anders gearteten komplexen Lernvorgang bis ins hohe Alter stattfinden, lassen sich umgestalten. So können auch die tinnitusspezifischen Veränderungen in der Nervenzellorganisation des Gehirns sowie die negative gefühlsmäßige Färbung des Tinnitus beeinflusst werden.

ERMUTIGENDE ANTWORTEN AUF QUÄLENDE FRAGEN

Viele Betroffene sind beunruhigt durch Fragen wie: Kann ich durch das Ohrgeräusch schwerhörig werden? Ist das Ohrgeräusch ein Vorbote für einen Hörsturz, Herzinfarkt oder Schlaganfall? Was, wenn der Tinnitus jetzt immer lauter wird? Hier erhalten Sie einige Antworten.

TINNITUS BEDEUTET NICHT »HÖRSTURZ«!

Ohrgeräusche können mit oder ohne Hörverschlechterung auftreten, so wie ein »Hörsturz«, die plötzliche innenohrbedingte Verschlechterung des Gehörs, mit oder ohne Tinnitus auftreten kann.

TINNITUS IST KEIN VORBOTE FÜR EINEN HÖRSTURZ ODER SCHLAGANFALL!

Ohrgeräusche sind im Allgemeinen keine Vorboten für einen Hörsturz, auch wenn sie gleichzeitig mit einem Hörsturz auftreten können. Es gibt auch keinen statistischen Zusammenhang zwischen Tinnitus und dem Auftreten eines Herzinfarkts oder gar eines Schlaganfalls.

TINNITUS MACHT NICHT SCHWERHÖRIG!

Wenngleich das Störgeräusch Tinnitus oft zu Verstehensschwierigkeiten führt, macht Tinnitus nicht schwerhörig und schädigt auch nicht das Innenohr. In etwa 40 Prozent der Fälle tritt sogar eher eine vermehrte Geräuschempfindlichkeit (Hyperakusis) auf.

SIE STEUERN IHREN TINNITUS ZUM GROSSEN TEIL SELBST!

So zynisch es klingt: Das beste Rezept, den Tinnitus lauter werden zu lassen, ist, Angst davor zu haben, dass er lauter werden könnte! Dagegen lassen Gefühle von Sicherheit und Vertrauen das Ohrgeräusch zumeist deutlich in den Hintergrund treten. Es gilt also solche positiven inneren Gefühlszustände im Rahmen der Therapie auszubauen und zu pflegen, zum Beispiel durch Entspannungsübungen.

DIE OHRGERÄUSCHE WERDEN NICHT IMMER LAUTER!

Umfangreiche Untersuchungen belegen, dass die Lautstärke von Tinnitus-Geräuschen, abgesehen von kurzfristigen Schwankungen, in den allermeisten Fällen langfristig konstant bleibt. Lediglich wenn eine vorhandene Schwerhörigkeit zunimmt, kann das Ohrgeräusch intensiver wahrgenommen werden.

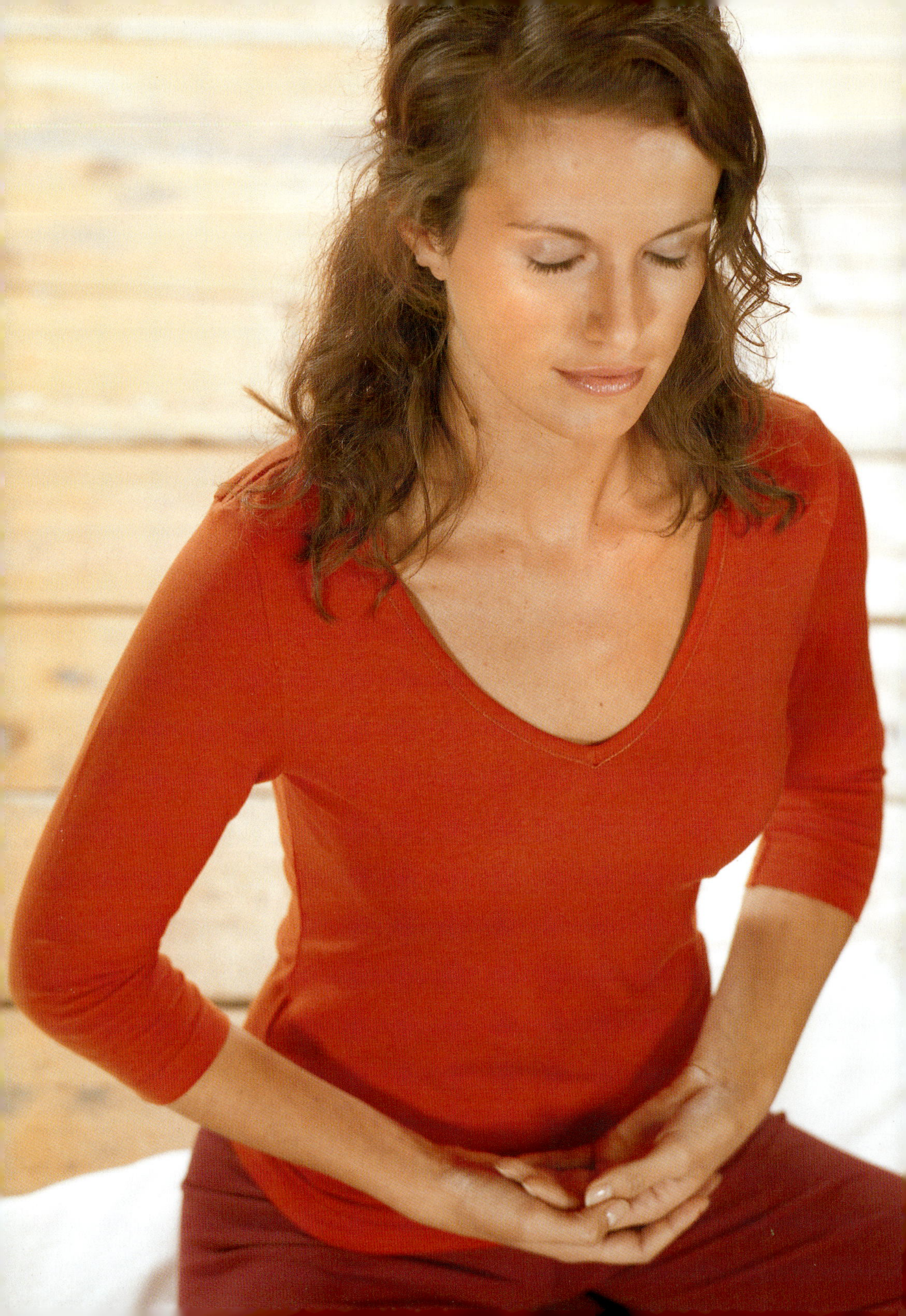

Tinnitus – was tun?

Sie wissen jetzt eine Menge über Ihr Hörsystem und die Entstehung von Tinnitus. Nun geht es darum, wie diese Geräusche behandelt werden können, so dass sie verschwinden oder zumindest erträglich werden. In diesem Kapitel bekommen Sie einen Überblick über die Methoden, die es zur Behandlung von Tinnitus gibt. Sie erfahren, wie die einzelnen Methoden funktionieren und was sich in der Tinnitus-Therapie besonders bewährt hat.

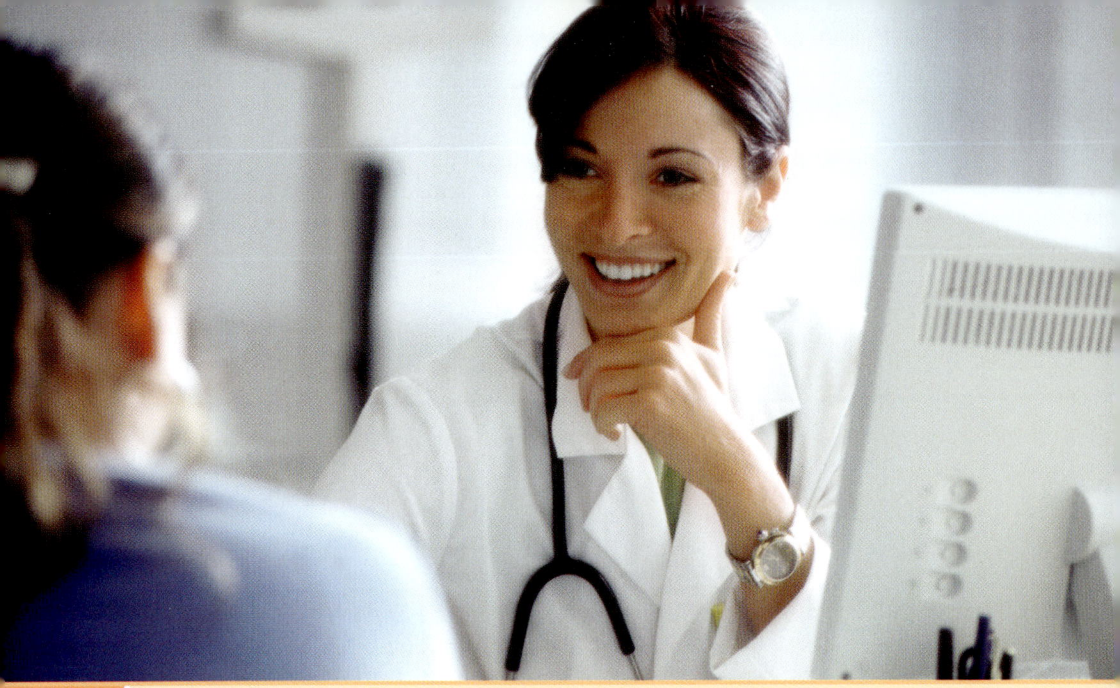

Untersuchungen und Behandlungsmöglichkeiten

Tinnitus ist nicht gleich Tinnitus! So wie jeder Mensch einzigartig ist, so sind auch die Ohrgeräusche bei jedem Betroffenen verschieden. Eine Standard-Behandlung nach Schema F, die jedem hilft, kann es also nicht geben. Vielmehr muss die Behandlung eines Tinnitus sorgsam und vor allem ganzheitlich auf die persönliche Situation des Einzelnen abgestimmt werden. Wir sind immer ganzheitlich »unterwegs«: Selbst eine scheinbar rein körperliche Erkrankung, wie etwa ein Knochenbruch oder ein grippaler Infekt, hat mehr oder weniger spürbare Auswirkungen auf unser seelisches Befinden und auch auf unsere sozialen Beziehungen, auf Partnerschaft, Familie und Beruf. Für den Tinnitus gilt diese ganzheitliche Verknüpfung in ganz besonderer Weise.

Ruhe bewahren: Akuter Tinnitus ist kein Notfall

Entgegen der verbreiteten, aber überholten Einschätzung ist plötzlich auftretender Tinnitus oder Hörsturz kein

Notfall, der sofort behandelt werden muss. Denn die Wahrscheinlichkeit der spontanen Besserung ist innerhalb der ersten Tage nach dem Auftreten hoch. Panikmache wie »Wenn man nicht innerhalb von 24 Stunden behandelt, ist das Gehör verloren!«, die sich bereits in dem Unwort »Hörsturz« ausdrückt, ist also unangebracht und zudem stressfördernd. Nicht selten ist so eine alarmierende Fehlinformation der Beginn des eigentlichen Leidens. Denn das, was uns Angst macht, wird auf diese Weise noch mehr ins Scheinwerferlicht unserer Aufmerksamkeit gerückt!

Dennoch sollten Tinnitus und/oder Hörsturz zügig von einem HNO-Arzt untersucht und behandelt werden. Neuere Untersuchungen zeigen: Für die Erholung des Gehörs (bei Hörsturz oder Tinnitus) spielt es keine Rolle, wann nach dem Erstauftreten von Tag eins bis sieben mit der Behandlung begonnen wird. Es sollte allerdings innerhalb einer Woche geschehen. Tinnitus oder Hörsturz ist somit kein Notfall, sondern eher ein Eilfall.

Oftmals hilft der Körper sich selbst

Tatsächlich ist die Wahrscheinlichkeit einer spontanen Ausheilung ohne jegliche Behandlung bei akutem Tinnitus ebenso wie beim Hörsturz bemerkenswert hoch: Aktuellen Untersuchungen zufolge geschieht das in rund 50 bis 60 von 100 Fällen. Unser Organismus ist somit in hohem Maße in der Lage, Hörstörungen selbst zu heilen.

Die richtige Beratung

Bereits in der Frühphase des Auftretens von Ohrgeräuschen ist eine gute Beratung durch den betreuenden HNO-Arzt wichtig. Er sollte Sie beruhigen, Ihnen die Angst vor dem Tinnitus nehmen. Leider hören Tinnitus-Betroffene immer wieder Äußerungen wie: »Da kann man nichts machen, damit müssen Sie leben.« In diesem Fall sollten Sie sich als Betroffener einen Ansprechpartner suchen, der mehr Erfahrung mit dem Thema Tinnitus hat und Ihnen hilfreiche Therapiemöglichkeiten aufzeigen kann.

Therapie-Angebote sorgfältig prüfen

»Alternative« Verfahren haben Konjunktur, und die Verfahren der Schulmedizin werden heutzutage bisweilen etwas abschätzig betrachtet. Doch auch in der Alternativmedizin ist nicht alles Gold, was glänzt. Wenn Sie also eine »alternative« Heilmethode außerhalb der Schulmedizin ausprobieren möchten, prüfen Sie diese vorher bitte sehr genau! Folgende Fragen sollten Sie bei dem Therapeuten offen ansprechen:

- Wie viele gleichermaßen Betroffene wurden mit der betreffenden Methode bereits behandelt?
- Was genau ist als Behandlungserfolg zu erwarten? Wie ist er definiert?
- In wie viel Prozent der Fälle ist der Erfolg eingetreten?
- Nach welcher Zeit und nach wie vielen Behandlungen ist mit dem Erfolg zu rechnen?
- In wie viel Prozent der behandelten Fälle hatte die Methode nachhaltige Wirkung?
- Welche Nebenwirkungen können auftreten?
- Und schließlich: Was kostet die Behandlung?

Bei der Auswertung der Informationen, die man Ihnen gibt, sollten Sie Folgendes berücksichtigen: Wie lange hatten die Ohrgeräusche bereits bestanden? Denn insbesondere bei akutem Tinnitus – wie auch beim »Hörsturz« – sind die Chancen einer kompletten spontanen Ausheilung auch ohne Behandlung sehr hoch. Eine wirkungsvolle Behandlung sollte

WICHTIG

GESTALTEN SIE IHRE THERAPIE MIT!

Bereits in der Frühphase des Auftretens von Ohrgeräuschen müssen körperliche, seelische und soziale Einflussfaktoren berücksichtigt und ganz individuell gewichtet werden. Ziel ist es herauszufinden, von welcher Ebene aus die störende Tinnitus-Wahrnehmung am ehesten positiv beeinflusst werden kann – von der biologisch-körperlichen, seelisch-geistigen und/oder sozialen.

WORÜBER SIE MIT IHREM ARZT SPRECHEN SOLLTEN

- Fragen Sie nach Informationen über die Entstehung von Ohrgeräuschen und danach, was sie aufrechterhält.
- Teilen Sie Ihre Ängste und Sorgen in Bezug auf die Ohrgeräusche mit, nur so kann Ihr Arzt darauf eingehen.
- Äußern Sie Ihre eigenen Vermutungen und Vorstellungen, wie das Ohrgeräusch bei Ihnen entstanden sein könnte.
- Schildern Sie Ihre aktuelle Situation in Bezug auf besondere Stress-Faktoren, vorangegangene oder momentane kritische Ereignisse in Ihrem Leben. So kann Ihr Arzt zusammen mit Ihnen einen ganzheitlichen Behandlungsplan entwickeln, der sowohl den medizinischen Erfordernissen als auch Ihren ganz persönlichen Bedürfnissen gerecht wird.

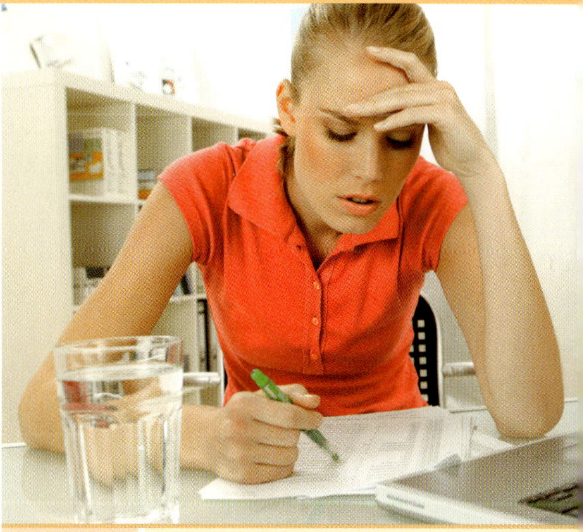

Prüfen Sie die Therapie-Angebote in Ruhe, bevor Sie sich entscheiden.

daher in deutlich mehr als 50 bis 60 von 100 behandelten Fällen zu einer Ausheilung führen.

Ungeeignete Methoden

Die Experten sind sich einig, dass folgende Behandlungsverfahren wegen zweifelhafter Wirksamkeit beim Hörsturz ungeeignet sind – und damit sind sie auch zur Behandlung beziehungsweise Beseitigung von Tinnitus kritisch zu sehen:

- Sauerstoff-Atmung bei normalem Umgebungsdruck
- Ozon-Therapie
- jede Form von Laser-Behandlung
- Eigenblutbehandlung
- Akupunktur als alleinige Behandlungsform
- Suggestive Psychotherapie
- Klangtherapie nach Tomatis

Wie verschiedene Studien zeigten, kann auch eine Amalgamsanierung den Tinnitus nicht tatsächlich heilen oder beseitigen. Die alleinige Anwendung von Homöopathie, Traditioneller Chinesischer Medizin oder Bach-Blüten-Therapie ist zur Behandlung von Tinnitus ebenfalls ungeeignet, was erfahrene und ernst zu nehmende Anwender dieser Verfahren bestätigen. Die Wirksamkeit der Magnetfeldtherapie bei Tinnitus – hierbei kann die Nervenzellaktivität des Gehirns positiv beeinflusst werden – lässt sich nach den bisherigen Studien zurzeit noch nicht abschließend beurteilen.

Bewährte Methoden

In den folgenden Kapiteln bekommen Sie einen Überblick über wirklich erfolgreiche Behandlungsansätze. Damit können Sie sich den langen und kostspieligen Weg erfolgloser Behandlungen und wiederholter Enttäuschungen ersparen, den in der Vergangenheit viele Betroffene gegangen sind. Ich stelle Ihnen Methoden vor, deren Wirksamkeit wissenschaftlich an großen Patientenzahlen belegt ist. Diese Ansätze und Verfahren ermöglichen eine optimale, phasengerechte sowie belastungsgemäße Betreuung der Tinnitus-Betroffenen unter Berücksichtigung ganzheitlicher Aspekte.

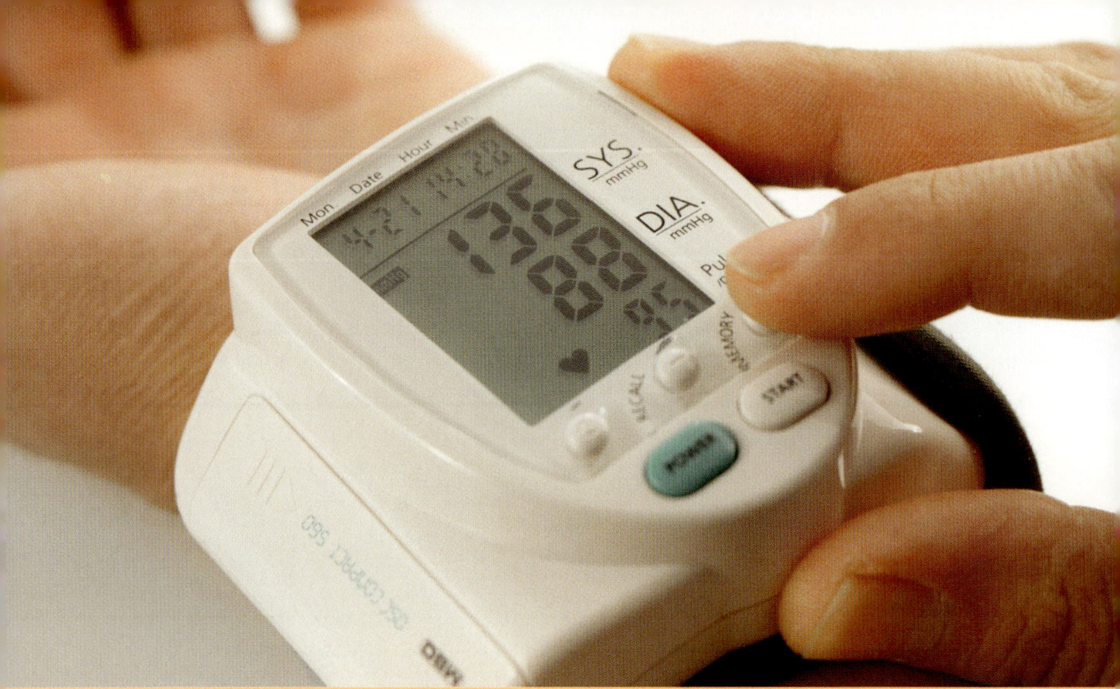

Phasengerechte Maßnahmen

Welche Maßnahmen geeignet sind, hängt unter anderem davon ab, wie lange die Ohrgeräusche bestehen. Aus praktischen Erwägungen unterscheidet man drei Phasen:

- **Akute Phase:** Die Ohrgeräusche treten mehr oder weniger abrupt auf und bestehen weniger als drei Monate.
- **Subakute Phase:** Die Ohrgeräusche halten bereits länger als drei Monate an, jedoch noch kein ganzes Jahr.
- **Chronische Phase:** Der Tinnitus besteht länger als ein Jahr.

Im Folgenden wird ausführlich dargestellt, welche wissenschaftlich fundierten Maßnahmen für jede dieser Phasen empfohlen werden können.

Akute Phase

Hier sollten zunächst mögliche Auslöser für den Tinnitus, das heißt körperliche Ursachen, abgeklärt werden. Die Behandlungsmaßnahmen zielen auf eine direkte Beseitigung oder Minderung des Ohrgeräusches ab.

Ärztliche Maßnahmen

Wichtig ist zunächst die Blutdruckmessung. Wenn Sie zu hohen oder zu niedrigen Blutdruck haben, sollte dieser von Ihrem Hausarzt medikamentös auf normale Werte »eingestellt« werden. Lassen Sie auch eine Laboruntersuchung des Blutes machen mit Blutbild, Bestimmung des roten Blutfarbstoffes sowie des Blutzellgehaltes.

Spezialuntersuchungen und Therapie beim HNO-Arzt

Die Untersuchungen, die der Hals-Nasen-Ohren-Arzt durchführt oder veranlasst, wurden auf Seite 22 f. bereits aufgelistet. Auch hier geht es um die Abklärung körperlicher Ursachen für das Ohrgeräusch. In der akuten Phase besteht das Ziel der Therapie darin, das Ohrgeräusch zu beseitigen oder deutlich zu bessern.
Um auszuschließen, dass eine Kiefergelenksfehlfunktion oder Bissfehlstellung Auslöser ist, empfiehlt sich bei anhaltendem Tinnitus auf jeden Fall eine zahnärztliche Untersuchung. Im Einzelfall kann es sinnvoll sein, weitere Fachkollegen hinzuzuziehen: Orthopäde, Internist, Hausarzt oder Neurologe.

Medikamente

Abhängig von der vermuteten Ursache für den Tinnitus werden in der Therapie unterschiedliche Medikamente eingesetzt.

Durchblutungsfördernde Medikamente

Soweit sich keine anderweitige Ursache finden lässt (was oft der Fall ist), wird als Auslöser für Tinnitus zumeist eine Durchblutungsstörung angenommen.
Die Argumentation scheint auf den ersten Blick logisch zu sein: An anderen Organen, wie zum Beispiel am Auge oder am Herzen, gibt es doch auch plötzliche Funktionsstörungen auf Grund von Durchblutungsstörungen – warum nicht auch im Innenohr?
Doch im Unterschied zu anderen Organen kann man Durchblutungsstörungen des Innenohres bis heute am lebenden Menschen nicht nachweisen. Denn es ist viel zu klein, als dass man die Blutgefäße mit der bislang zur Verfügung stehenden Technik sichtbar machen könnte.
Ihr Arzt kann also im Einzelfall weder wissen, ob tatsächlich eine Durchblutungsstörung des Innenohres vorliegt, noch kann er voraussagen, ob das Ohrgeräusch von allein verschwindet. Er wird daher mit Ihnen über Möglichkeiten einer medikamentösen durchblutungsfördernden Behandlung sprechen. Möglicherweise entscheiden Sie auch mit ihm gemeinsam, erst einmal abzuwarten.
Auf jeden Fall sollten Sie und Ihr Arzt die Behandlungsentscheidung gemeinsam treffen. Ihre Bedürfnisse in Bezug auf Behandlungswunsch, Leidensdruck sowie das Vorhandensein und das Ausmaß

einer Hörminderung müssen dabei berücksichtigt werden. Auch Ihre berufliche Situation ist wichtig: Wenn Sie beispielsweise Musiker oder Tontechniker sind, kann allein dies eine Behandlung notwendig machen. Sie kann ambulant beim Haus- oder HNO-Arzt oder – insbesondere bei Vorliegen einer zusätzlichen Hörminderung – stationär im Krankenhaus erfolgen.

Kortison

Da neben Durchblutungsstörungen auch immunologisch-entzündliche Vorgänge des Innenohres sowie Schwellungen des Hörnervs als Auslöser für Tinnitus beziehungsweise Hörsturz in Frage kommen, kann auch Kortison gegeben werden. Kortison ähnelt vom Aufbau her einem körpereigenen Hormon, dem Kortisol, das in der Nebennierenrinde gebildet wird. Es wirkt antientzündlich und abschwellend. Auf Grund der in zahlreichen Studien belegten guten Behandlungsergebnisse ist eine Kortisontherapie bei Hörsturz internationaler Standard. In Deutschland wird sie auch kombiniert mit der durchblutungsfördenden Behandlung angewendet.

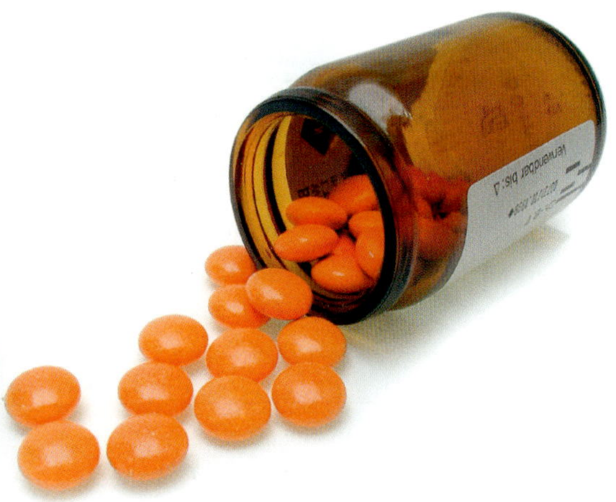

Ginkgo-biloba-Präparate

Diese aus dem Fächerblattbaum (Ginkgo biloba) gewonnenen Extrakte gehören zu den bei Tinnitus und Hörsturz mit am häufigsten angewandten Medikamenten. Sie sind im Allgemeinen sehr gut verträglich. Als Hauptwirkungen werden durchblutungsfördernde und antioxidative Effekte angesehen (Radikalfänger). Während die Verbesserung von Hirnfunktionen bei Demenzkranken inzwischen mehrfach nachgewiesen werden konnte, sind die aktuellen Ergebnisse zur Wirksamkeit von Ginkgo-Präparaten bei Hörsturz und Tinnitus uneinheitlich. So kommen diese Präparate unter anderem in Betracht, wenn die bereits genannten Medikamente nicht vertragen werden.

Neuraltherapeutika

Neuraltherapeutika sind örtliche Betäubungsmittel (z. B. Lidocain, Novocain, Procain), wie sie zum Beispiel der Zahnarzt verwendet. Sie wirken auf das Nervensystem, und mit einer Infusion aus diesen Mitteln lassen sich Ohrgeräusche kurzfristig unterdrücken. Doch weisen diese Medikamente zum Teil schwere Nebenwirkungen auf (u. a. Kreislauf- und Herzrhythmusstörungen), so dass sie nicht uneingeschränkt empfohlen werden können und allenfalls unter stationären Bedingungen gegeben werden sollten.

Hyperbare Sauerstoffbehandlung (HBO)

Das Grundprinzip der hyperbaren Sauerstoffbehandlung (von griech. *hyper = über* und *báros = Schwere, Gewicht*) besteht darin, dass der Patient in einer Druckkammer reinen Sauerstoff unter erhöhtem Umgebungsdruck einatmet. So soll der Anteil des gelösten Sauerstoffs im Blut erhöht werden, was letztlich auch dem Innenohr zugute kommt. Eine solche Wirkung ließ sich in Tierversuchen tatsächlich bestätigen.
Diese Behandlungsform geht also von einem Sauerstoffmangel im Innenohr als Tinnitus-Auslöser aus. Ein solcher Sauerstoffmangel im Innenohr konnte bislang allerdings lediglich im Tierexperiment nach plötzlicher starker Lärmbelastung (Knall- beziehungsweise Lärmtrauma) nachgewiesen werden. Nach akuten Hörschäden durch Lärm ist eine hyperbare Sauerstoffbehandlung daher durchaus sinnvoll. Inwieweit sie auch beim Hörsturz oder Tinnitus als Erstbehandlung wirklich hilfreich ist, wird in der Fachwelt weiterhin kontrovers diskutiert. Abschließende Studienergebnisse liegen noch nicht vor. So gilt dieser Ansatz vorerst als Reservetherapie, wenn alle anderen medizinischen Maßnahmen ausgeschöpft sind. Außer beim Lärmtrauma müssen die Behandlungskosten in der Regel vom Patienten selbst getragen werden.

Manuelle Medizin/Physiotherapie

Finden sich Hinweise für Tinnitus-Auslöser oder -Verstärker im Bereich der Halswirbelsäule oder des Kiefergelenks, ist die Untersuchung und gegebenenfalls Behandlung durch einen einfühlsamen (!) Arzt oder Physiotherapeuten, der in der manuellen Medizin Erfahrung hat, nützlich. Dies gilt unter anderem bei Veränderung des Tinnitus bei Kopfdrehungen oder Kieferbewegungen und Verspannungen der Nackenmuskulatur.
Leider berichten Patienten immer wieder über unschöne Erfahrungen beim unangekündigten »Einrenken« der Halswirbelsäulengelenke. Zwar kann der Handgriff des Therapeuten Ohrgeräusche beseitigen, er kann diese aber auch hervorrufen und verstärken.
Die manuelle Medizin beinhaltet allerdings auch »sanfte« Techniken der Osteopathie, die auf ausgesprochen entspannende Weise die Selbstregulation des Organismus anregen und muskuläre

Ungleichgewichte, Verspannungen und Blockierungen lösen (vgl. »Kraniosakrale Therapie«, Seite 51). Physiotherapeutisch angeleitete Übungen für die Halswirbelsäulen- und/oder Kiefermuskulatur sind hier eine hilfreiche Ergänzung.

Stressabbau und Entspannung

Bereits in der Akutphase ist es wichtig, neben der körpermedizinischen Behandlung auch seelische und soziale Aspekte der Lebenssituation zu berücksichtigen, um frühzeitig einer Chronifizierung der Ohrgeräusche vorzubeugen.
Aktuelle Studien belegen: Bei Menschen, die beim akuten Auftreten der Ohrgeräusche viele Ängste haben, mit ihrem Leben unzufrieden sind, unter tinnitusbedingten Einschlafstörungen leiden und psychosozial stark belastet sind, entwickelt sich Tinnitus in seiner chronischen, belastenden Form deutlich häufiger. Oder anders gesagt: Um einem chronischen Verlauf vorzubeugen, ist es am besten, nach Aktivitäten und Dingen Ausschau zu halten, die Ihnen das subjektive Gefühl von Sicherheit, Geborgenheit und Freude vermitteln.

> Kreative Freiräume bringen Leichtigkeit und Freude in den Alltag.

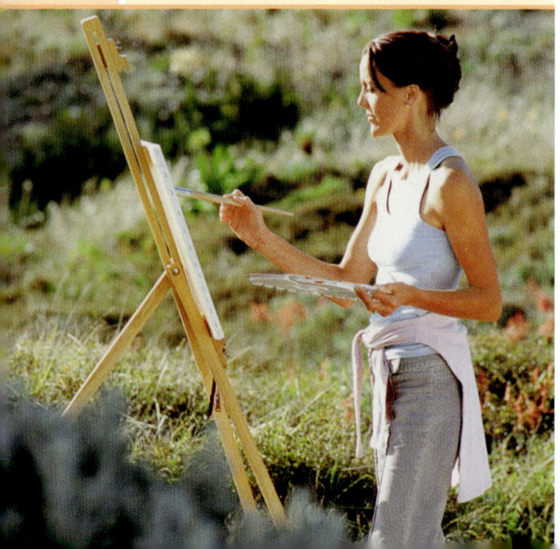

Was bringt Ihnen Kraft und Freude?

Richten Sie Ihre Aufmerksamkeit nach Möglichkeit auf die Dinge im Leben, die Sie wirklich interessieren, die Ihnen Kraft geben und Freude machen. Jeder von uns hat ganz persönliche Vorlieben und Methoden, sich selbst eine Freude zu machen und sich zu entspannen. Wenn man es sonst schon nicht leicht hat, warum auf solche Annehmlichkeiten verzichten? Wie steht es bei Ihnen mit Hobbys? Wann haben Sie zum letzten Mal gemalt, musiziert, fotografiert, gebastelt, getanzt oder Sport getrieben?
Stress und Tinnitus bedingen sich meist gegenseitig. Daher kann man über den Abbau von Stress die Tinnitus-Wahrnehmung positiv beeinflussen. Wenn daher konkrete Stress-Faktoren vorliegen, ist es dringend zu empfehlen, Methoden zur Stressreduktion, zur Entspannung und zur Schlafförderung einzusetzen. Je nach Situation und Bedarf kann auch eine psychosomatische Aufarbeitung sehr hilfreich sein.

INFO

STRESS ALS TINNITUS-VERSTÄRKER

Das Wort »Stress« ist heute in aller Munde. Es ist eine eher ungenaue Beschreibung für eine erhöhte Belastung physischer und/oder psychischer Art, die bestimmte Reaktionen des Organismus hervorruft, zum Beispiel Adrenalinausschüttung, Blutdrucksteigerung, erhöhte Reaktionsbereitschaft und Wachheit. Stress kann die Gesundheit schädigen – muss es aber nicht!

STRESS IST EIN SUBJEKTIVES PHÄNOMEN

Tinnitus wird oft mit Stress in Verbindung gebracht. Doch was man als übermäßig belastend empfindet, ist individuell sehr unterschiedlich: Für den einen ist rastlose Betriebsamkeit (z. B. ständige Arbeitsbelastung) Stress, für den anderen das Nichtstun und die Leere am Wochenende oder im Urlaub. Für wieder andere sind es Belastungen durch entscheidende Lebensereignisse, wie Trennung oder Verlust.

AUF DIE PERSÖNLICHEN RESSOURCEN KOMMT ES AN

Inwieweit Belastungen als »zu viel« empfunden werden, hängt – außer von der inneren Einstellung – stark davon ab, welche persönlichen Reserven an Energie, Fähigkeiten und Möglichkeiten (Ressourcen) zur Verfügung stehen. Sicherlich können Sie sich an Situationen erinnern, in denen Sie scheinbar große Anforderungen geradezu spielerisch meisterten, weil die Anforderungen und Ihre persönlichen Ressourcen in einem optimalen Verhältnis zueinander standen.

MIT STRESS UMGEHEN LERNEN, STATT IHN ZU VERMEIDEN

Viele »Gestresste« entwickeln als Reaktion auf Überforderung eine Art »Schonhaltung«. Sie versuchen jede Form von Belastung von sich fernzuhalten und alles zu tun, um möglichst oft entspannt zu sein. Eine solche einseitige Stressvermeidung hat jedoch nichts mehr mit Leben zu tun.

AUSGLEICH ZWISCHEN SPANNUNG UND ENTSPANNUNG

Beim Stressabbau geht es vielmehr darum, ein optimales Verhältnis zwischen zwei Polen zu finden: Anspannung – Entspannung, Belastung – Leichtigkeit, Leistung – Genuss. Bei starker und unausweichlicher Belastung braucht es daher auch Lebensbereiche, wo Quellen der Energie und Kraft erschlossen und Ressourcen wieder aufgefüllt werden können.

Stressabbau durch Entspannungsverfahren

Ein leicht erlernbares Entspannungsverfahren ist die progressive Muskelentspannung (PME) nach Jacobson, die sich bei Tinnitus gut bewährt hat. Weitere hilfreiche Entspannungsverfahren sind das autogene Training, Atemübungen, Tai Chi, Qi Gong, Yoga und Biofeedback-Verfahren, die in diesem Ratgeber noch näher beschrieben werden (siehe »Entspannungsverfahren zum Stressabbau«, Seite 49 ff.).
Auch die von Physiotherapeuten und Ärzten angewandte Kraniosakrale Therapie, ein sanftes Verfahren der Osteopathie zur Lösung muskulärer Verspannungen und Blockaden, sorgt für erholsame, ganzheitliche Entspannung und Entlastung (siehe Seite 51). Für viele Tinnitus-Betroffene, denen es auf Grund der zahlreichen Alltagsaktivitäten schwer fällt, überhaupt einmal »runterzuschalten«, ist diese Methode sehr entlastend, zumal sie hier nicht »schon wieder etwas tun« müssen, sondern einmal passiv sein dürfen.

Subakute Phase

In dieser Phase, die eine Tinnitus-Dauer von drei bis zwölf Monaten bezeichnet, sind die Tinnitus-Diagnostik und die daraus resultierenden ersten Behandlungsmaßnahmen abgeschlossen. Nun steht eine weitergehende, umfassende Betreuung des Betroffenen im Vordergrund. Es werden Wege aufgezeigt, wie er oder sie mit dem Ohrgeräusch im Alltag besser umgehen kann.

Zum aktiven »Manager« des Ohrgeräusches werden

Der HNO-Arzt wird in der subakuten Phase nach und nach vom »Behandler« zum »Berater« im Sinne einer sprechenden Medizin. Entsprechend kann sich Ihre Rolle als Tinnitus-Betroffener entwickeln: Waren Sie anfänglich noch der »Behandelte«, so lernen Sie jetzt immer mehr über den Tinnitus und über sich selbst. Im weiteren Verlauf können Sie – mit Unterstützung durch Ihren Arzt – immer mehr zum eigenverantwortlichen »Manager« Ihres Ohrgeräusches und Ihres Befindens werden.
Dazu ist es wichtig, dass Sie wissen, wie Ihr Hörsystem und die Mechanismen bei der Verarbeitung von Hörsignalen funktionieren, wie es im ersten Kapitel dargestellt wurde. Gemeinsam mit Ihrem Arzt sollten Sie klären, welche biologischen, seelischen und sozialen Faktoren das Ohrgeräusch aufrechterhalten. So lässt sich Ihr persönliches Störungsmodell erarbeiten, das Ihnen neue Möglichkeiten für die positive Beeinflussung Ihrer Tinnitus-Wahrnehmung eröffnet. In dieser Phase haben Entspannungsverfahren und eine gesunde Lebensführung ihren festen Platz.

Das Hören erleichtern

Besteht neben dem Tinnitus eine Schwerhörigkeit? Dann sollte zunächst die Versorgung mit einem Hörgerät überlegt werden – auch wenn dies aus Gründen der reinen Sprachverständlichkeit noch nicht notwendig wäre.
Viele Betroffene können Gesprächen im Alltag nur unter größter Anstrengung folgen, sie müssen ständig »die Ohren spitzen«. Bei angestrengtem Hören verändern sich allerdings die Hörfilter unseres Gehirns: Das Hörsystem wird nicht nur empfänglicher für Nervenimpulse, die durch äußere akustische Reize ausgelöst werden, sondern auch für tinnitusbezogene Impulse. Die Folge: Das Ohrgeräusch tritt vermehrt ins Bewusstsein.
Der Vorteil eines Hörgeräts besteht darin, dass es die Außengeräusche verstärkt und so das Hören bei Tinnitus mit zusätzlicher Schwerhörigkeit wesentlich erleichtert. Auf diese Weise wird das eigene Ohrgeräusch oftmals verdeckt.

Die Stille meiden

Eine gute Möglichkeit, die ständige störende Präsenz des Ohrgeräusches zu reduzieren, ist die Vermeidung von Stille. Gestalten Sie besonders am Abend Ihre akustische Umgebung so angenehm wie möglich. Sie können sich dazu einen leise plätschernden Zimmerspringbrunnen ins (Schlaf-)Zimmer stellen. Oder Sie hören Entspannungsmusik bis zum Einschlafen.
Viele Betroffene empfinden es als sehr entlastend und weitaus angenehmer, dem Plätschern des Wassers beziehungsweise der Musik zu lauschen, als einzig und allein dem Ohrgeräusch.

Die Seele stärken – Ausgleiche schaffen

In dieser subakuten Phase ist es zusätzlich wichtig, den seelischen Zustand zu stabilisieren und zu optimieren. Dazu gehören zum einen eine ausgewogene Ernährung und ein Mindestmaß an sportlicher Betätigung. Vor allem aber

INFO

HÖRVERMÖGEN UND TINNITUS

Hör- beziehungsweise Verstehensschwierigkeiten können den Tinnitus verstärken. Daher sollten Sie auch bei geringgradiger Schwerhörigkeit und gleichzeitigem Tinnitus ein Hörgerät in Erwägung ziehen. In Absprache mit Ihrem HNO-Arzt können Sie bei einem Hörgeräteakustiker unter verschiedenen Geräten auswählen und diese in Ihrer gewohnten Umgebung zu Hause eine Zeitlang unverbindlich ausprobieren. Dadurch, dass das Gerät äußere Schallreize verstärkt, können die eigenen Ohrgeräusche in den Hintergrund treten.

sollten Sie auf eine Balance zwischen Spannung und Entspannung achten! Das heißt: Suchen Sie den Ausgleich von Beruf und Freizeit, Leistung und Genuss, Pflicht und Lust, Altruismus und Egoismus, Geselligkeit und Für-sich-Sein und so weiter.
Besprechen Sie außerordentliche berufliche oder private Problembereiche und Belastungen mit Ihrem Arzt. Scheuen Sie sich nicht, diese nötigenfalls auch mit psychotherapeutischer Hilfe anzugehen. Denn bestimmte Probleme und außergewöhnliche Belastungen können die Wahrnehmung des Ohrgeräusches situationsabhängig verstärken.
Bei folgenden seelischen Störungen sollten Sie in jedem Fall psychotherapeutische Hilfe in Anspruch nehmen: bei Schlafstörungen, übermäßigen Ängsten und Krankheitsbefürchtungen, bei depressiven Symptomen wie zum Beispiel anhaltende Niedergeschlagenheit, Antriebslosigkeit, rasche Ermüdbarkeit, Interesse- und Freudlosigkeit, unter Umständen verbunden mit Appetitlosigkeit oder Gewichtsverlust, sowie bei einer Abhängigkeitserkrankung. Solche Störungen wirken sich verstärkend und chronifizierend auf das Tinnitus-Leiden aus.

INFO

ANZEICHEN VON ÜBERLASTUNG ERKENNEN

Frühzeitig die seelischen und körperlichen Zeichen von Stress bei sich wahrzunehmen ist keine Schwäche, sondern eine wertvolle Fähigkeit. Sie macht es Ihnen in kritischen Lebensphasen sowie bei außergewöhnlichen Beanspruchungen möglich, rechtzeitig Hilfe oder Entlastung zu finden und schwerwiegenderen psychischen und körperlichen Erkrankungen vorzubeugen.
Wenn Sie sich in schwierigen Lebenssituationen professionelle Unterstützung gönnen, zeigen Sie, dass Sie verantwortungsbewusst mit sich und Ihrer Gesundheit umgehen.

Chronische Phase

Eines vorweg: »Chronisch« bedeutet nicht unheilbar oder hoffnungslos krank! Auch wenn der Tinnitus nun länger als ein Jahr besteht. Die Einteilung des Verlaufs in »akut«, »subakut« und »chronisch« wurde von anerkannten Tinnitus-Fachleuten vorgenommen und hat etwas mit den jeweils notwendigen Maßnahmen des behandelnden Arztes zu tun. In Bezug auf die funktionellen Veränderungen innerhalb der Hörbahn sind die Grenzen zwischen »akut«, »subakut« und »chronisch« fließend.
Bei akutem Tinnitus steht eine Behandlung mit Medikamenten im Vordergrund. Ziel ist es, das Ohrgeräusch zu beseitigen oder zu verringern. Beim chronischen

Tinnitus hingegen geht es um die Veränderung der störenden tinnitusbezogenen Hörverarbeitung, und zwar durch Mitarbeit der Betroffenen im Rahmen einer modernen Tinnitus-Therapie.
Der HNO-Arzt ist nun nicht mehr der Behandler, sondern Ihr Berater. Wichtig ist hier eine sprechende Medizin, an der Sie als Patient aktiv beteiligt sind. Es geht dabei darum, die nächsten sinnvollen Schritte und die Therapiemaßnahmen abzustimmen und zu koordinieren. Ihre persönlichen Bedürfnisse stehen dabei im Vordergrund.

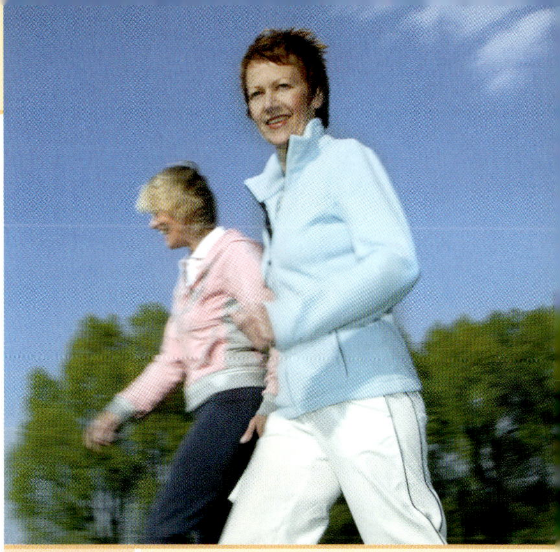

Das Engagement des Patienten ist bei der Tinnitus-Behandlung entscheidend.

Die richtige Therapie

Für viele Betroffene ist es schwer, chronischen Tinnitus als etwas Unabänderliches in ihrem Leben anzunehmen. Es wundert daher nicht, dass – einer Erhebung der Deutschen Tinnitus-Liga im Jahre 1998 zufolge – die von chronischem Tinnitus Betroffenen im Durchschnitt etwa zehn verschiedene Therapien ausprobiert hatten. Nicht selten ist damit eine lange, leidvolle und kostspielige Suche nach dem »Wundermittel« verbunden, das das Ohrgeräusch endlich »abschaltet«. Außerdem ist dies Ausdruck eines kräftezehrenden Kampfes gegen das Symptom, der das Ohrgeräusch jedoch nur noch verstärkt. Denn: Solange Tinnitus mein »Feind« ist, kann ich ihn nicht aus dem Auge – sprich aus dem Ohr – lassen.

Dem Tinnitus die Wirkung nehmen

Die Chancen, das Ohrgeräusch in der chronischen Phase auf direktem Wege zu beseitigen, sind gering. Diese Feststellung ist für viele Betroffene zunächst ernüchternd. Viele erwarten von der heutigen Hochleistungsmedizin, dass man unliebsame Symptome einfach »abschalten« kann, doch bei Ohrgeräuschen und auch vielen anderen Phänomenen funktioniert das nicht. Die Erfahrung lehrt, dass Tinnitus sehr individuell und komplex ist, daher wird es auch in absehbarer Zukunft ein solches Medikament oder Verfahren nicht geben.
So bleibt nur die »zweite Wahl«, doch die ist durchaus Erfolg versprechend: Denn durch spezielle Maßnahmen, an denen Sie als Betroffener aktiv mitwirken, können Sie dem Tinnitus seine negative gedankliche und emotionale Färbung neh-

men und damit die Voraussetzung dafür schaffen, dass er unter die Bewusstseinsschwelle treten kann. So gibt es auch andere Dauerreize, die wir im Alltag nicht bewusst wahrnehmen, etwa den permanenten Berührungsreiz unserer Kleidung. Wir sind nämlich grundsätzlich durchaus in der Lage, Dauerreize aus unserem Bewusstsein auszublenden. Diese Fähigkeit zur Gewöhnung oder »Habituation«, wie die Fachleute sagen, gilt es nun in Hinblick auf den Tinnitus zu nutzen. Ziel ist es dabei gewissermaßen, einen »roten« Tinnitus in einen »weißen« Tinnitus zu verwandeln, mit dem man gut leben kann.

Den Belastungsgrad einschätzen – Ihr persönliches Erleben zählt!

Zunächst sollte allerdings geklärt werden, ob das Ohrgeräusch für Sie überhaupt ein Problem darstellt und wenn ja, wie sehr. Denn wenn es für Sie gut erträglich ist, sind meist außer einer eingehenden HNO-ärztlichen Untersuchung und Beratung keine weiteren Maßnahmen erforderlich. Ganz anders sieht es aus, wenn Sie wegen Tinnitus an Konzentrations- und Schlafstörungen, Leistungsabfall, Ängsten, Depressionen, muskulären Verspannungen, Gereiztheit, sozialer Isolation oder Ähnlichem leiden. In diesem Fall sollten individuell auf Ihre Situation abgestimmte Maßnahmen ergriffen werden.
Um die Art und Intensität der notwendigen therapeutischen Maßnahmen einschätzen zu können, hat sich eine Einteilung nach dem Grad der Belastung bewährt. Ihr individueller Belastungsgrad lässt sich am besten aus dem persönlichen Gespräch mit Ihrem Arzt und dem Tinnitus-Fragebogen (nach Goebel & Hiller) ermitteln. Dieser Fragebogen wird in spezialisierten Tinnitus-Einrichtungen auch zur Bewertung der Therapieergebnisse nach objektiven Kriterien verwendet. Auf der Website der Deutschen Tinnitus Liga können Sie eine Kurzversion des Tests machen (www.tinnitus-liga.de/testbg.htm).
Mit dem Fragebogen lässt sich differenzieren, wie sehr Sie gedanklich und gefühlsmäßig, durch Hörprobleme, körperliche Beschwerden oder Schlafstörungen beeinträchtigt sind und welche dieser Aspekte bei Ihnen im Vordergrund stehen. Er besteht aus einer Reihe von Aussagen wie beispielsweise: »Wegen der Ohrgeräusche wache ich morgens früher auf«, »Fast alle meine Probleme sind durch diese Ohrgeräusche bedingt«, »Ich kann keine Musik genießen wegen der Ohrgeräusche«, »Meistens sind die Ohrgeräusche ziemlich leise«, »Wenn die Ohrgeräusche andauern, wird mein Leben nicht mehr lebenswert sein«, »Die Geräusche machen mir manchmal Ohren- und Kopfschmerzen«. Bei jeder Aussage ist »stimmt«, »stimmt teilweise« oder »stimmt nicht« anzukreuzen.

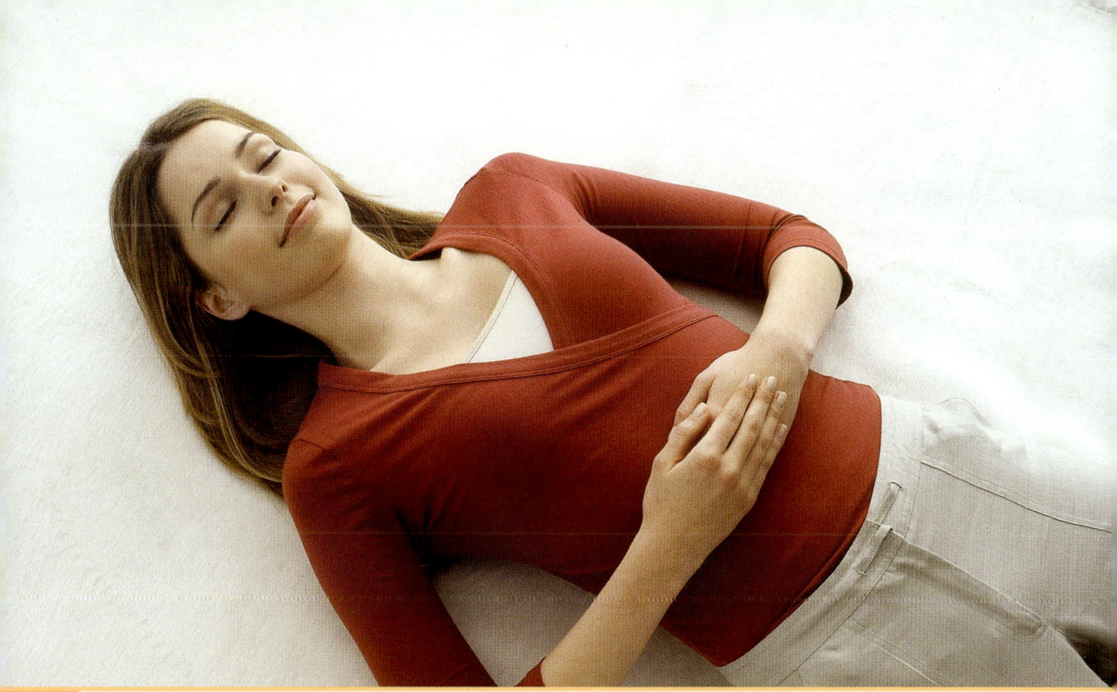

Geeignete Maßnahmen nach Grad der Belastung

Wenn einmal feststeht, wie stark und welcher Art die Belastung durch das Ohrgeräusch ist, kann man festlegen, welcher therapeutische Weg gegangen werden soll. In diesem Kapitel geben wir Ihnen einen Überblick über die Maßnahmen, die bei den unterschiedlichen individuellen Belastungsgraden geeignet sind.

In der Tabelle auf Seite 48 finden Sie eine Übersicht über diese Maßnahmen. Körpermedizinische Behandlungen befinden sich nicht darunter – schließlich weiß man aus langjähriger Erfahrung, dass medikamentöse oder auch operative Ansätze mit dem Ziel, das Ohrgeräusch zu beseitigen, bei chronischem Tinnitus ungeeignet sind.

Wenn nicht schon in der Anfangsphase, so doch spätestens in der chronischen Phase gewinnen die seelischen Aspekte des Tinnitus wesentlich an Bedeutung – und damit auch die Beratung und Begleitung durch einen in der psychologischen Tinnitus-Therapie erfahrenen Therapeuten.

	TINNITUS-BELASTUNGSGRAD	GEEIGNETE MASSNAHMEN
Kompensiert (erträglich)	**Grad I:** Das Ohrgeräusch wird nur bei Konzentration darauf und in Stille wahrgenommen. Es stört nicht.	› Eingehende HNO-ärztliche Beratung, keine Therapie
	Grad II: Tinnitus tritt hauptsächlich in Stille in Erscheinung und wirkt störend bei Stress bzw. bei vermehrter beruflicher oder privater Belastung. Keine wesentliche Einschränkung, jedoch Entlastung erwünscht.	› Entspannungsverfahren zum Stressabbau wie progressive Muskelentspannung, Atemübungen, autogenes Training, Tai Chi, Qi Gong, Yoga o. Ä. › Beratung über Tinnitus-Retraining-Therapie › Evtl. psychologische Beratung
Dekompensiert (belastend)	**Grad III:** Der Tinnitus führt zu einer dauernden Beeinträchtigung im privaten und beruflichen Bereich. Das Erleben in gefühlsmäßigen, gedanklichen und körperlichen Bereichen ist gestört. Es bestehen Schlafstörungen.	› Ambulante Tinnitus-Retraining-Therapie › Entspannungsverfahren › Psychologische Diagnostik und Therapie
	Grad IV: Gravierende Störung der bisherigen Lebensführung mit völliger Dekompensation im privaten und beruflichen Bereich: Schlafstörungen, Arbeitsunfähigkeit, Ängste oder depressive Symptome (gedrückte Stimmung, Antriebsminderung, Interesse-, Appetit- und Freudlosigkeit, Hoffnungslosigkeit, vermindertes Selbstwertgefühl u. a.)	› Stabilisierende sowie entlastende Beratung bzw. Therapie als Vorbereitung für eine › stationäre Tinnitus-Therapie in einer Spezialklinik mit umfassendem Therapieangebot, danach: › weitere, ambulante Betreuung durch HNO-Arzt und Psychotherapeut entsprechend Grad III

Die in der Tabelle genannten Maßnahmen haben sich sowohl aus Sicht der Betroffenen als auch aus Expertensicht als wirkungsvoll erwiesen.

Entspannungsverfahren zum Stressabbau

Entspannung ist ein natürliches Reaktionsmuster unseres Körpers. Sie gehört wie die Stressreaktion zur Grundausstattung jedes Menschen. Mit der Entspannungsreaktion sind Gefühle der inneren Ruhe, Gelöstheit und des Wohlbefindens verbunden – also hochwillkommene positive Emotionen. Daher sind Entspannungsverfahren aus der Tinnitus-Therapie nicht mehr wegzudenken. Im Folgenden stellen wir Ihnen die wirkungsvollsten Techniken vor.

Progressive Muskelentspannung (PME)

Die progressive Muskelentspannung wurde von dem amerikanischen Physiologen Edmund Jacobson erstmals 1929 publiziert. Das Prinzip der PME besteht in der willkürlichen, maximalen An- und Entspannung bestimmter Muskelgruppen, um über die Kontrast-Wahrnehmung von angespannter und entspannter Muskulatur eine Entspannungsreaktion einzuleiten. Dieses Verfahren basiert auf Beobachtungen von Jacobson, dass hohe seelische Spannungszustände, etwa bei Angst und Unruhe, mit einem deutlich erhöhten Spannungszustand der Muskulatur verbunden sind. Umgekehrt lassen sich diese Zustände über einen Abbau der Muskelspannung vermindern. Das heißt: Durch die Muskelentspannung lösen Sie zugleich auch innere geistig-seelische Spannungen. Sie können die progressive Muskelentspannung in Kursen oder bei einem Psychotherapeuten relativ schnell lernen und im Alltag anwenden.

Autogenes Training (AT)

Eine andere klassische Methode zur Selbstentspannung wurde von dem deutschen Arzt Johannes H. Schultz im Jahre 1932 eingeführt: das autogene Training. Der Grundgedanke besteht darin, den Patienten über eine leicht erlernbare Technik in die Lage zu versetzen, »gesunde eigene Anteile« bei sich wahrzunehmen. Dadurch entsteht eine vegetative »Umstimmung« des Organismus, die eine Entspannungsreaktion einleitet. Hierzu werden in sechs aufeinander folgenden Standardübungen jeweils kurze Sprachformeln wiederholt (z. B. »Mein rechter Arm wird ganz schwer«) und möglichst mit einer inneren bildhaften Vorstellung verknüpft. Nach einer Weile stellt sich die entsprechende Empfindung ein – und damit verbunden auch eine Entspannung.
Erfahrungsgemäß ist die Kurzform des autogenen Trainings, bestehend aus

Schwere-, Wärme- und Atemübung, ebenso effektiv wie die Langform aus sechs Übungen. Autogenes Training lernt man am besten in Kursen oder unter Einzelanleitung eines Psychotherapeuten.

Tai Chi und Qi Gong

Das ursprünglich aus den chinesischen Kampfkünsten entwickelte Tai Chi (»Das erhabene Letzte«) und das Qi Gong (»Stete Arbeit am Qi« oder »Fähigkeit Qi zu nutzen«) gehören zum chinesischen Volkswissen und sind Teil der Traditionellen Chinesischen Medizin. Beide Methoden beinhalten bestimmte, zumeist langsame Atem-, Bewegungs-, Konzentrations- und Meditationsübungen. Sie sind seit Jahren auch im Westen sehr populär, weil man damit eine Harmonisierung der Lebensenergie (chin. Chi oder Qi) und damit innere Gelassenheit und Ausgeglichenheit erreichen kann.

INFO

ENTSPANNUNGSMETHODEN

Die positive Wirkung der progressiven Muskelentspannung und des autogenen Trainings unter anderem bei Schmerz, Stresssymptomen, Schlafstörungen und Bluthochdruck ist wissenschaftlich belegt. Daneben gibt es eine Reihe anderer Entspannungsmethoden, mit denen viele Tinnitus-Betroffene ebenfalls gute Erfahrungen gemacht haben. Allerdings benötigen einige dieser Methoden mehr Übung.
Alle Methoden sollte man zunächst unter Anleitung erlernen, Kurse werden von privaten Instituten und Volkshochschulen angeboten. Außerdem gibt es Bücher und CDs mit Anleitungen für zu Hause (siehe »Bücher, die weiterhelfen« und »Adressen, die weiterhelfen«, Seite 122 f.).

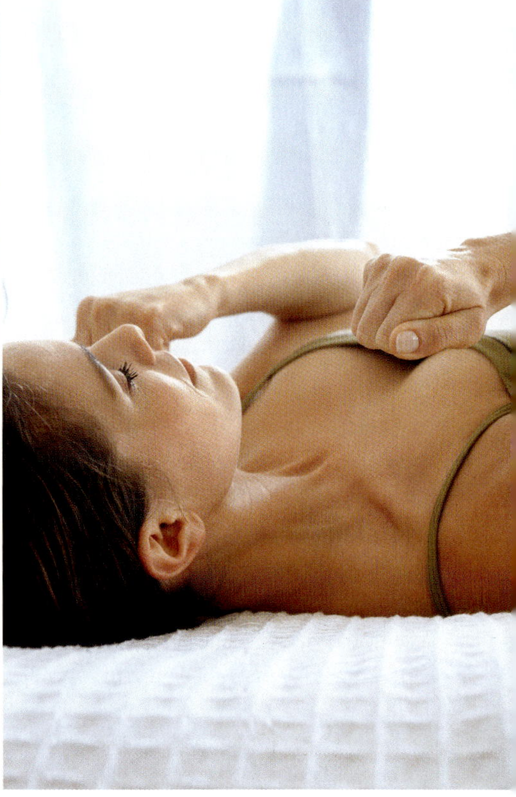

Yoga

Das indische Meditationssystem Yoga (sanskr. = *Verbindung*) hat seine Wurzeln in den ältesten heiligen Schriften aus der Zeit um 1500 v. Chr. Yoga bietet neben geistiger Anleitung zahlreiche Atem- und Körperübungen zur Förderung der Konzentrationsfähigkeit sowie der inneren Ruhe und Ausgeglichenheit. Von den verschiedenen Yoga-Formen wird im Westen meist das Hatha-Yoga gelehrt.

Kraniosakrale Therapie

Die um 1900 in den USA entwickelte Kraniosakrale Therapie hat besondere Bedeutung in der Tinnitus-Therapie, denn sie hilft auf sehr sanfte Weise dabei, sowohl muskuläre Verspannungen als auch seelisch-geistige Spannungszustände zu lösen. Dieses ganzheitliche, körperorientierte Verfahren zählt zu den manuellen Therapien und ist ein spezieller Teil der Osteopathie.
Sie wird vor allem von Orthopäden und Krankengymnasten angewendet, findet aber auch unter den HNO-Ärzten immer mehr Verbreitung. Behandelt wird schwerpunktmäßig an Schädel (lat. *cranium* = *Schädel*), Wirbelsäule und Kreuzbein (lat. *sacrum* = *Kreuzbein*).
Die Kraniosakrale Therapie geht von dem Konzept aus, dass das kraniosakrale System aus Schädel, Wirbelsäule und Kreuzbein, Hirnhäuten und Gehirnflüssigkeit normalerweise harmonisch pulsierende Druckschwankungen aufweist, die für den Therapeuten tastbar sind. Durch sanfte Grifftechniken werden Ungleichgewichte im kraniosakralen System gelöst, was mit tiefer Entspannung verbunden ist und die Selbstregulation des Organismus anregt. Die Kraniosakrale Therapie kann in Einzelbehandlungen bei einem Physiotherapeuten beziehungsweise Krankengymnasten oder Arzt durchgeführt werden.

Atemtherapie

Die Art und Weise, wie wir atmen, ist eng mit unserem Befinden verbunden. In Erregungs- und Stresszuständen beispielsweise verändert sich unser Atemmuster hin zu einer eher oberflächlichen oder gepressten Atmung. Diesen wechselseitigen Zusammenhang zwischen innerem Zustand und Atemmuster nutzt die Atemtherapie, die von Physiotherapeuten durchgeführt wird. Sie ist insbesondere bei Angst- und anderen Erregungszuständen zu empfehlen. Denn diese Stresszustände lassen sich durch die bewusste Veränderung des Atemmusters hin zur tieferen und ruhigen Bauchatmung sehr schnell und leicht unterbrechen, so dass sich wohltuende seelische und körperliche Entspannung einstellt. Im Übungsteil dieses Buches finden Sie hierzu eine Übung (siehe Seite 90).

Klangmassage

Der von dem Ingenieur Peter Hess entwickelten Klangmassage liegen Erkenntnisse über die wohltuende Wirkung von Klängen zu Grunde, die bereits vor mehr als 5000 Jahren in der vedischen Heilkunst Verwendung fanden. Zu diesem Zweck werden speziell gefertigte Klangschalen verschiedener Grundfrequenzen und Größen auf den Körper gesetzt und sanft angeschlagen.

Die Schwingungen der Klangschalen übertragen sich auf den Körper und bewirken eine sanfte Reizung der Rezeptoren für Tastempfinden und Tiefensensibilität in der Haut beziehungsweise der Muskeln und Gelenke. Das hat eine schnell einsetzende tiefe Entspannung zur Folge. Viele Tinnitus-Betroffene schätzen diese Art der Behandlung, da sie hier Klänge nach langer Zeit wieder einmal auf sehr angenehme Weise erleben. Die Klangmassage wird bei der Tinnitus-Behandlung meist von Physiotherapeuten und Masseuren durchgeführt, kann aber auch selbst erlernt werden.

› Klangmassage: Klänge spürbar positiv erleben und entspannen.

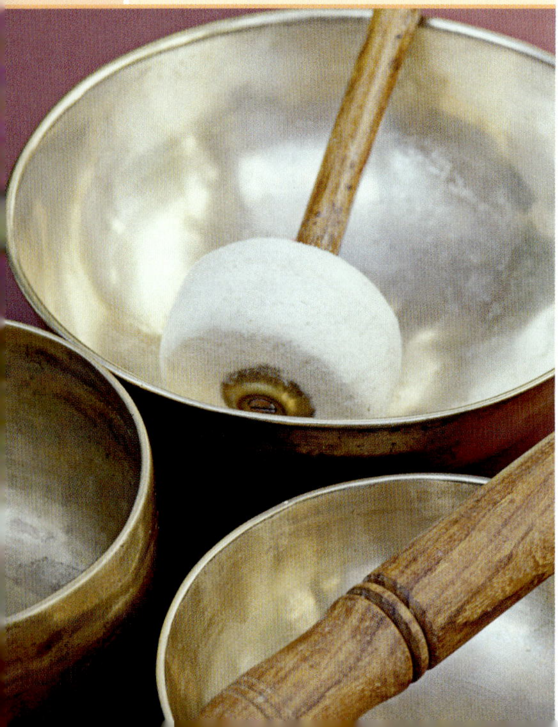

Feldenkrais

Diese Form der Körperarbeit trägt den Namen des Physikers und Judolehrers Moshé Feldenkrais. Im Mittelpunkt steht die bewusste Wahrnehmung von einfachen, langsamen Bewegungen. Durch erhöhte Achtsamkeit werden Bewegungsmuster erschlossen, um chronische Muskelverspannungen und Blockaden zu lösen und auf der seelisch-geistigen Ebene neue Erlebens- und Verhaltensmuster auszubilden. Sie können Einzelbehandlungen bekommen oder die Feldenkrais-Methode in Gruppenkursen erlernen.

Biofeedback-Verfahren

Das Biofeedback-Verfahren ist schulmedizinisch anerkannt. Hierbei werden während des Entspannungstrainings (z. B. AT) Körperfunktionen wie Atmung, Pulsrate, Muskelspannung und Hirnströme gemessen, wodurch der Patient eine sofortige Rückmeldung über das Ausmaß der erreichten Entspannungsreaktion erhält (engl. *feedback = Rückmeldung*). Diese Rückmeldung in Form optischer oder akustischer Signale verstärkt die Entspannungsreaktion positiv. Allerdings sollte der Patient im Verlauf lernen, die Wirkung einer Entspannungsmaßnahme auch ohne Gerät bewusst und direkt wahrzunehmen, um in Stresssituationen gelassener zu sein. Denn das beste Instrument um Entspannung zu messen ist immer noch unser Körper selbst!

Die Tinnitus-Retraining-Therapie

Bei der Tinnitus-Retraining-Therapie geht es darum, das Tinnitus-Leiden gezielt und spürbar zu reduzieren, indem die Hörwahrnehmung verändert wird (engl. *to retrain = umlernen*). Dies geschieht mit Methoden zur Aufmerksamkeitsumlenkung, zur Tinnitus-Habituation (Gewöhnung) und zur Neubewertung des Ohrgeräusches. Hier geht es also um die Veränderung der Tinnitus-Wahrnehmung und -Verarbeitung an sich.
Sie haben erfahren, dass bei allen Hörvorgängen neben dem Hörsinnesorgan verschiedene Teile des Gehirns zusammenwirken. Dem limbischen System, unserem zentralen Bewertungssystem, das für unsere Gefühle und Zustände verantwortlich ist, kommt dabei eine ganz besondere Rolle zu. Es gibt jedem Höreindruck unwillkürlich eine gefühlsmäßige Färbung und löst entsprechende vegetative Körperreaktionen aus, die unter anderem den Herzschlag, die Atmung, die Schweißproduktion, die Muskelspannung und unser Verdauungssystem betreffen. Andere Hirnregionen sind mit der bewussten gedanklichen Bewertung des Höreindrucks verbunden.
Diese Erkenntnisse bilden die Basis für die Tinnitus-Retraining-Therapie. Sie wurde von den Hörforschern Pavel Jastreboff (USA) und Jonathan Hazell (Großbritannien) Anfang der 1990er Jahre formuliert. Diese ambulante Therapie bei länger anhaltendem Ohrgeräusch hat sich inzwischen weltweit bei einer Vielzahl von Tinnitus-Betroffenen als effektiv erwiesen. Speziell im deutschsprachigen Raum wurde für die Tinnitus-Retraining-Therapie ein integratives Konzept entwickelt. Dies sieht die enge Zusammenarbeit zwischen HNO-Arzt, Psychotherapeut und Hörgeräteakustiker vor, ergänzt durch eine psychologische Diagnostik sowie bei Bedarf eine psychotherapeutische Behandlung.

Die Tinnitus-Wahrnehmung »verlernen«

Ziel der Tinnitus-Retraining-Therapie ist es, über den Prozess der Gewöhnung zu lernen, das Ohrgeräusch nicht mehr als

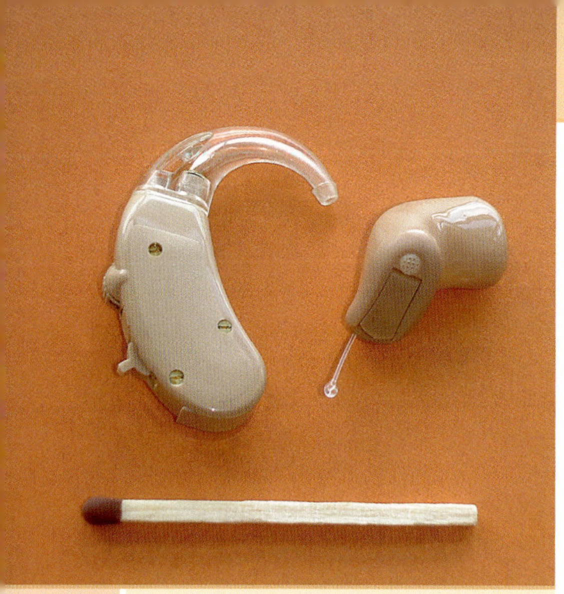

Hör und Rauschgeräte: Hinter-dem-Ohr- (li.) und Im-Ohr-Geräte (re.).

störend wahrzunehmen. Dies erhöht die Wahrscheinlichkeit, dass das Ohrgeräusch in den Hintergrund treten oder auch gänzlich aus der bewussten Wahrnehmung verschwinden kann.
Sie kennen diesen Effekt von anderen Dauerreizen. So registrieren Sie beispielsweise den Berührungsreiz Ihrer Kleidung nur anfänglich. Dann gewöhnen Sie sich schnell daran und nehmen diesen Reiz im Alltag schließlich gar nicht mehr wahr, da Sie ihm keine besondere Bedeutung beimessen.
In ähnlicher Weise können Sie die Wahrnehmung des Ohrgeräusches durch die Tinnitus-Retraining-Therapie »verlernen«. Die Tinnitus-Wahrnehmung wird von den damit verbundenen negativen Gefühlen, Körperreaktionen und Gedanken einfach abgekoppelt.

Elemente der Tinnitus-Retraining-Therapie

Die Tinnitus-Retraining-Therapie beinhaltet im Wesentlichen drei Elemente:

1. Intensive Beratung
Der HNO-Arzt bespricht die Ergebnisse der speziellen Tinnitus-Diagnostik mit Ihnen und klärt, wie sehr Sie das Ohrgeräusch in Ihrer aktuellen Lebenssituation belastet. Je nachdem, wie stark Sie durch das Ohrgeräusch beeinträchtigt sind, wird Ihr Arzt Ihnen weitere Behandlungsschritte vorschlagen und diese einleiten.

2. Psychische Stabilisierung
Die psychische Stabilisierung ist eine wichtige Voraussetzung für den Gewöhnungsprozess. Hierzu ist es sehr nützlich, Entspannungsverfahren zum Stressabbau zu erlernen. Gemeinsam mit einem Therapeuten können Sie zudem jene seelischen Faktoren beleuchten, die in Ihrem speziellen Fall das Ohrgeräusch aufrechterhalten und verstärken. Abgestimmt auf Ihre persönliche Situation lassen sich so weitergehende, hilfreiche psychologische Behandlungsstrategien entwickeln, um die Tinnitus-Wahrnehmung günstig zu beeinflussen. Bei starken Begleit- und Folgeerscheinungen des Tinnitus (z. B. Schlafstörungen, Ängste, Depression) ist eine Psychotherapie zur seelischen Stabilisierung zu empfehlen.

3. Apparative Versorgung

Die Versorgung mit Hör- und/oder Rauschgeräten ist das dritte Element der Tinnitus-Retraining-Therapie. Mehr als 70 Prozent der Betroffenen haben neben dem Ohrgeräusch eine mehr oder weniger ausgeprägte Hörminderung, die die Wahrnehmung des Tinnitus noch deutlich verstärkt. Wenn Sie als Tinnitus-Betroffener also nur unter Anstrengung einem normalen Gespräch folgen können, sollten Sie sich wenigstens probeweise Hörgeräte anpassen lassen. Testen Sie, ob Sie mit so einem Hilfsmittel leichter und müheloser hören und verstehen. Zudem wird der Tinnitus durch die besser wahrgenommenen äußeren Geräusche meist verdeckt und verliert dadurch seine Dominanz.

Liegt bei Ihnen kein wesentlicher Hörverlust vor, so können Sie sich bei anhaltendem Tinnitus und insbesondere auch bei übermäßiger Geräuschempfindlichkeit (Hyperakusis) so genannte Rauschgeräte vom HNO-Arzt verordnen und durch den Hörgeräteakustiker anpassen lassen. In Einzelfällen kann auch eine Kombination von Hör- und Rauschgerät (»Tinnitus-Instrument«) sinnvoll sein. Die Rauschgeräte tragen Sie anfangs zwei bis drei Stunden, später sechs bis acht Stunden pro Tag. Sie müssen immer leiser als die empfundene Tinnitus-Lautstärke eingestellt werden, damit der gewünschte Effekt, nämlich das Umtrainieren der Tinnitus-Wahrnehmung, eintreten kann. Beachten Sie also: Sie müssen das eigene Ohrgeräusch weiterhin hören können! Betroffene, die solche Rauschgeräte tragen, berichten immer wieder, dass dieses äußere Rauschen für sie angenehmer sei als ihr Tinnitus.

Während das Rauschgerät getragen wird, geht die Wahrnehmung des Tinnitus zurück. Im Laufe der Zeit tritt der gewünschte Gewöhnungseffekt ein. Das heißt: Das Ohrgeräusch tritt mehr und öfter in den Hintergrund, auch wenn das Rauschgerät nicht getragen wird. Das braucht seine Zeit: Die ersten Effekte treten frühestens nach zwei Monaten ein, anhaltend starke Behandlungseffekte werden zumeist nach ein bis zwei Jahren Tragedauer erreicht. Wenn das Ohrgeräusch als unbedeutend empfunden wird oder gar verschwunden ist, kann die Therapie beendet werden.

DER EFFEKT EINES RAUSCHGERÄTS

INFO

Tinnitus ohne Rauschgerät (oder ohne Hörgerät bei Hörminderung) ist wie eine brennende Kerze in einem dunklen Raum, die sehr stark auffällt.

Tinnitus mit Rausch- oder Hörgerät ist wie eine brennende Kerze in einem hell beleuchteten Raum, in dem die Kerze nun weniger auffällt.

INFO

DIE TINNITUS-RETRAINING-THERAPIE AUF EINEN BLICK

Die ambulante Tinnitus-Retraining-Therapie (TRT) setzt sich aus drei Elementen zusammen:

1. Intensive Beratung
2. Psychische Stabilisierung
3. Apparative Versorgung

Sie ist für Sie geeignet, wenn der Tinnitus Ihr Erleben in gefühlsmäßigen, gedanklichen und körperlichen Bereichen stört und Ihre normale Lebensführung beeinträchtigt. Wenn Sie unter übermäßiger Geräuschempfindlichkeit (Hyperakusis) leiden, ist die TRT ebenfalls sinnvoll.

Ursachen, die körpermedizinisch behandelt werden können, sollten HNO-ärztlich ausgeschlossen oder entsprechende Behandlungsmöglichkeiten sollten ausgeschöpft worden sein.

Ziel der TRT ist es, das Ohrgeräusch über einen Gewöhnungs- und Umlernprozess immer mehr und öfter in den Hintergrund treten zu lassen, bis es als unbedeutend wahrgenommen wird oder gar verschwindet. Zu diesem Zweck werden verschiedene Berufsgruppen in die Behandlung einbezogen: HNO-Ärzte und Psychotherapeuten in Kooperation mit Hörgeräteakustikern.

Leider stehen solche ambulanten Teams noch nicht flächendeckend zur Verfügung. Allerdings führt die Deutsche Tinnitus-Liga eine Liste bereits bestehender TRT-Teams, die laufend aktualisiert und auf Anfrage an Betroffene weitergegeben wird (siehe »Adressen, die weiterhelfen«, Seite 123).

Obwohl wissenschaftlich als wirksam belegt, ist die ambulante Tinnitus-Retraining-Therapie nicht als Regelleistung von den gesetzlichen Krankenversicherungen anerkannt. Dennoch können die Kosten von den gesetzlichen Krankenkassen im Einzelfall zumindest teilweise übernommen werden.

Bevor Sie sich zu einer solchen Therapie entschließen, achten Sie auf Folgendes:

- Fragen Sie nach den Kosten der Behandlung.
- Prüfen Sie die Möglichkeit der Kostenerstattung durch Ihre Krankenkasse.
- Checken Sie das Leistungsangebot des TRT-Anbieters.
- Führen Sie unbedingt ein persönliches Gespräch mit den durchführenden Ärzten beziehungsweise Therapeuten. (Wie ist Ihr persönlicher Eindruck? Fühlen Sie sich gut aufgehoben?)
- Erkundigen Sie sich nach der Erfahrung des TRT-Anbieters. (Zahl der behandelten Patienten, mit welchem Erfolg?)
- Auch eine Nachbetreuung nach einem längeren Zeitraum sollte gegeben sein, unter anderem zur Überprüfung der Nachhaltigkeit der Therapie.

Ihr persönlicher Weg

Natürlich ist auch die Tinnitus-Retraining-Therapie kein Wundermittel und sie ist nicht für jeden Tinnitus-Betroffenen gleichermaßen geeignet. Tatsächlich ist es möglich, auch über andere Wege den gesundheitsfördernden Umgang mit dem Ohrgeräusch und Hyperakusis zu lernen. In jedem Fall muss der eingeschlagene Weg für Sie stimmig sein!

Ergänzende Maßnahmen zur TRT

Außer den genannten drei Elementen der TRT können nachfolgende Maßnahmen im Einzelfall hilfreich sein.

Hörtherapie

Durch die beschriebenen Rauschgeräte soll auf unbewusster Ebene ein Umlernprozess und eine Gewöhnung an das Ohrgeräusch erreicht werden. Doch auch bewusste Hörübungen können im Sinne einer Klang- und Hörtherapie sehr hilfreich sein. Solche Hörübungen bei Tinnitus und Hyperakusis entwickelte Priv.-Doz. Dr. Gerd Hesse, Leiter der Tinnitus-Klinik in Bad Arolsen. Sie schulen die Fähigkeiten des Richtungshörens und der Unterscheidung von Stör- und Nutzschall, sie fördern positive Hör-Erfahrungen trotz Ohrgeräusch und sie vermitteln Strategien, den Tinnitus zu überhören. Diese hörtherapeutischen Ansätze werden vereinzelt ambulant, zumeist jedoch in Spezialkliniken angeboten (siehe Seite 58).

Psychotherapie

Tinnitus ist keine psychische Krankheit! Dennoch sind viele psychologischen Methoden in der Tinnitus-Retraining-Therapie überaus wirksam. Hierzu zählen Methoden aus der Verhaltenstherapie sowie Entspannungstechniken. Leiden Sie neben Tinnitus unter Schlafstörungen, übermäßigen Ängsten, depressiven Symptomen wie Niedergeschlagenheit, Antriebslosigkeit, rasche Ermüdbarkeit, Interesse- und Freudlosigkeit, gegebenenfalls verbunden mit Appetitlosigkeit oder Gewichtsverlust, oder einer Abhängigkeitserkrankung (Alkohol, Medikamente), so ist eine psychotherapeutische Unterstützung unbedingt zu empfehlen. Damit wirken Sie einer Verschlimmerung und weiteren Verfestigung des Tinnitus-Leidens entgegen.
Von den beiden klassischen Psychotherapieverfahren (Verhaltenstherapie, tiefenpsychologisch orientierte Psychotherapie) haben sich für Tinnitus-Betroffene Methoden der Verhaltenstherapie bewährt. Bei der Suche nach einem tinnituserfahrenen Psychotherapeuten helfen Ihnen Ihr Arzt sowie die Selbsthilfeorganisationen (siehe »Adressen, die weiterhelfen«, Seite 123).

Abstand gewinnen: stationäre Therapie

Speziell in Deutschland gibt es heute eine Vielzahl von Kliniken, die sich auf die Behandlung von dekompensiertem, also belastendem chronischem Tinnitus spezialisiert haben. Diese Tinnitus-Kliniken verfügen über ein breites Angebot an therapeutischen Methoden, die einzeln und in Gruppen von Teams aus HNO-Ärzten, Psychotherapeuten, Pädagogen und Physiotherapeuten angewendet werden. Die Selbsthilfeorganisationen geben auf Anfrage Listen dieser Spezialkliniken heraus (siehe »Adressen, die weiterhelfen«, Seite 123). Geeignet und sinnvoll ist eine stationäre Tinnitus-Therapie vor allem dann, wenn eine gravierende Störung mit völliger Dekompensation im privaten und beruflichen Bereich eingetreten ist und Schlafstörungen, Arbeitsunfähigkeit, unkontrollierbare Ängste, Depressionen oder Abhängigkeitserkrankungen vorliegen (Tinnitus-Belastungsgrad IV, vgl. Übersicht auf Seite 48).

In solchen schweren Fällen sind besonders Kliniken mit einem psychosomatischen Therapieansatz geeignet. Denn hier geht es nicht nur um Erholung im Sinne einer Kurbehandlung, sondern um die Behandlung schwerwiegender Begleit- und Folge-

Sie sind nicht allein: Der Erfahrungsaustausch mit anderen Betroffenen in einer Klinik oder Selbsthilfegruppe wirkt oft entlastend.

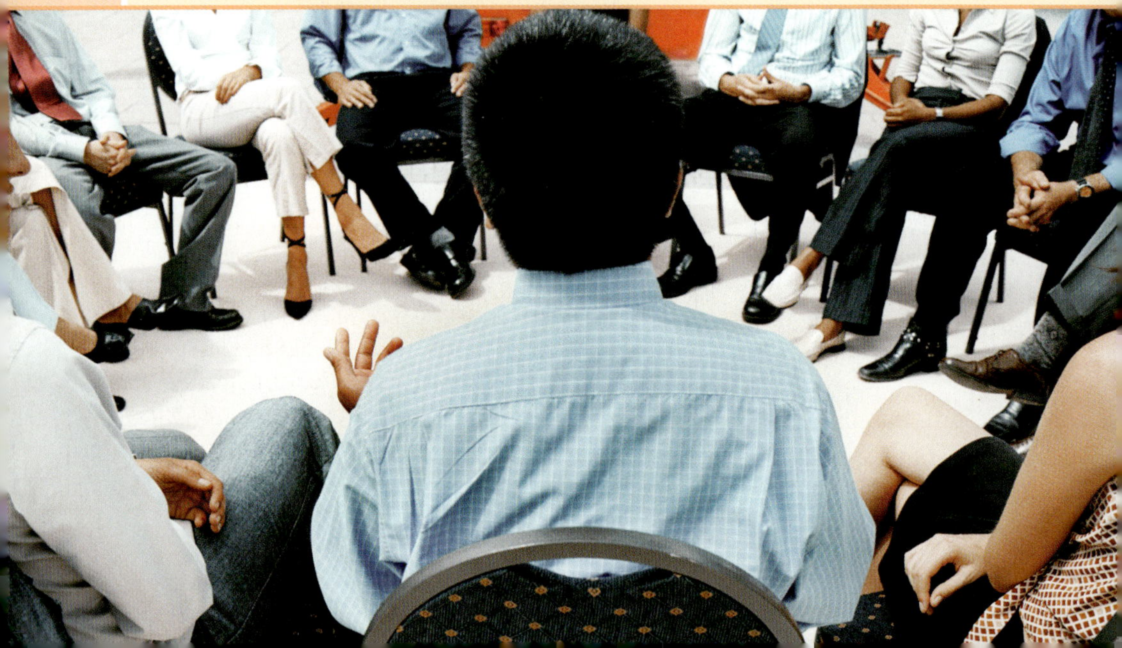

erkrankungen und die Unterstützung des Betroffenen in einer kritischen Lebenssituation. Bevor Sie einen Klinikaufenthalt anstreben, sollten körpermedizinisch behandelbare Ursachen HNO-ärztlich ausgeschlossen worden sein.
Da auch die stationäre Tinnitus-Therapie nicht zu den Regelleistungen gesetzlicher Krankenkassen gehört, sollten Sie mit Ihrem HNO-Arzt besprechen, wie sinnvoll eine Klinikbehandlung in Ihrem Fall ist. Ansonsten gelten dieselben Empfehlungen wie für die Tinnitus-Retraining-Therapie (siehe Info-Kasten auf Seite 56).

Stationäre oder ambulante Behandlung?

Eine stationäre Behandlung in einer Tinnitus-Klinik ist auch dann sinnvoll, wenn in Ihrer Nähe keine ambulante TRT angeboten wird oder die ambulante Behandlung nicht den gewünschten Erfolg gebracht hat. Für Betroffene, die durch das Ohrgeräusch und in Folge von Mehrfachbelastungen in ihrer aktuellen Lebenssituation (bei meist übermäßig ausgeprägter Aufopferungsbereitschaft) überfordert sind, kann ein Klinikaufenthalt in mehrfacher Hinsicht sinnvoll sein: Er bringt den nötigen Abstand vom Alltag, Raum zur Besinnung auf ureigenste Bedürfnisse sowie Impulse zur Neuausrichtung der persönlichen Lebensgestaltung. All das zusammen wirkt oft sehr entlastend.

Eine ambulante psychologische Tinnitus-Therapie bietet demgegenüber gerade wegen der Alltagsnähe gute Möglichkeiten, die Alltagstauglichkeit des Erlernten zu überprüfen und durch zeitnahe Rückmeldung an den Therapeuten die angewendeten Methoden zu optimieren.
Wenn es darum geht, das in der Klinik Erlernte in den Alltag zu übertragen, ist eine Kombination aus ambulanter und stationärer Behandlung sinnvoll. Hierbei kann auch die Teilnahme an einer regionalen Selbsthilfegruppe nützlich sein. Ein Verzeichnis dieser Gruppen erhalten Sie über die jeweilige Selbsthilfeorganisation (siehe »Adressen, die weiterhelfen«, Seite 123).

STATIONÄRE THERAPIE WIRKT KEINE WUNDER

WICHTIG !

Auch eine stationäre Therapie kann den Tinnitus nicht beseitigen. Vielmehr geht es auch hier darum, durch spezielle Therapiemaßnahmen die Tinnitus-Wahrnehmung von damit verbundenen »negativen« Gefühlen, Körperreaktionen und Gedanken zu entkoppeln. So kann der Tinnitus im Laufe eines Gewöhnungs- und Umlernprozesses immer mehr und öfter in den Hintergrund treten.

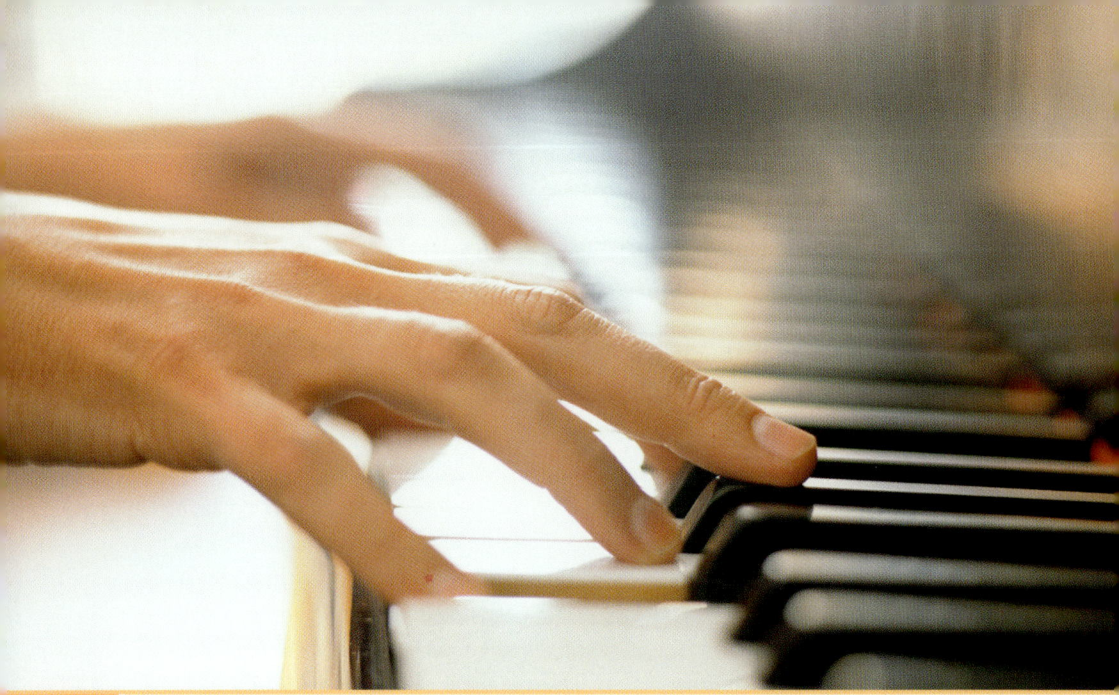

Lösungsorientierte Ansätze

Jeder von uns hat in seinem Leben schon einmal Krisen erlebt, ob gesundheitliche, private oder berufliche. Bereits die Geburt ist ein solches »kritisches« Ereignis: der Übergang vom Mutterleib mit seiner Wärme, Geborgenheit und paradiesischen Rundumversorgung durch den engen Geburtskanal, wo man gedrückt, gepresst und verbogen wurde, hinaus in die vergleichsweise ungemütliche Welt. Spätestens hier begann nun die »Heldenreise« Ihrer Entwicklung, auf der Sie sich mit einer schier endlosen Kette von Widrigkeiten und Krisen auseinander setzen mussten: Hunger, Kälte, Infektionen, Verletzungen, Stürze, Prüfungen, Niederlagen, Verluste und vieles mehr.

Haben Sie sich schon einmal gefragt, wie es Ihnen in diesen schwierigen Zeiten überhaupt gelungen ist, all die widrigen Umstände zu überstehen? Was hat Sie in die Lage versetzt, immer wieder aufzustehen, um Ihre »Reise« fortzusetzen?

Die Antworten auf all diese Fragen weisen auf Ihre Fähigkeiten, Stärken, Gaben, Talente, Kompetenzen und so weiter. Kurzum: Es geht um Ihre verborgenen Schätze, Ihre Ressourcen. Denn die sind für den gesundheitsfördernden Umgang mit Tinnitus von zentraler Bedeutung. Zugleich setzt der konstruktive Umgang mit Tinnitus auch Ressourcen frei (z. B. Kraft, Energie, Zeit).
Was die wesentlichen Voraussetzungen dafür sind, dass dies auch Ihnen gelingt, erfahren Sie in den folgenden Abschnitten.

Salutogenese oder: wie Gesundheit entsteht

Was hält Menschen – auch in Gegenwart von Stressoren – gesund? Dieser Frage ist der israelisch-amerikanische Medizinsoziologe Aaron Antonovsky nachgegangen, als er Frauen untersuchte, die die Konzentrationslager überlebt haben. Zu seinem Erstaunen hatte etwa ein Drittel der Frauen den schier unermesslichen körperlichen und seelischen Stress auffallend gut überstanden. Wie war das möglich? Antonovsky fand heraus, dass sich diese Frauen konstruktiv mit ihrer außergewöhnlichen Lebenssituation auseinander gesetzt hatten. Sie mobilisierten dabei Ressourcen, die ihnen das Überleben besser ermöglichten als den anderen.
Ein weiteres Beispiel ist Nelson Mandela: Über seine fast drei Jahrzehnte Haft unter härtesten und entwürdigenden Bedingungen sagt er in seiner Biografie, dies seien die wertvollsten Jahre seines Lebens gewesen. Eigentlich hätte man erwarten können, dass er als gebrochener Mann aus der Haft kommt. Doch das Gegenteil war der Fall.

Die optimale Entfaltung Ihres Gesundheitspotenzials

Antonovsky formulierte Ende der 1980er Jahre das Konzept der Salutogenese (von lat. *salus = gesund*, griech. *genesis = Entstehung*). Es beschreibt, wie es Menschen gelingt, unter gesundheitswidrigen Umständen ihre inneren Ressourcen zu mobilisieren, um gesund zu bleiben. Danach steigt die Chance, das eigene Gesundheitspotenzial voll zu entfalten, wenn Menschen ihr Leben und die daraus resultierenden

WICHTIG !

EINEN SINN IM LEID ERKENNEN

Wenn Sie schon unter Ihrem Ohrgeräusch leiden, dann sollte es wenigstens zu etwas gut sein. Leid lässt sich leichter ertragen, wenn man einen Sinn darin erkennt: eine Aufgabe, eine Lern- oder Entwicklungschance. Denn nichts ist schlimmer, als sinnlos zu leiden!

Anforderungen (Stressoren) als *verstehbar*, *handhabbar* und *sinnvoll* erleben. Denn dann stellt sich – trotz aller Belastung – eine individuelle Grundhaltung ein, die mit dem Gefühl von Stimmigkeit und Kraft verbunden ist. Diese Grundhaltung ist der Schlüssel zu Gesundheit – auch in Anwesenheit von Stressoren.

Das Konzept der Salutogenese geht auch davon aus, dass wir uns in unserem Leben mit unseren gesunden und mehr oder weniger kranken Anteilen fortwährend zwischen den Polen »krank« und »gesund« bewegen. Mal sind wir mehr auf der einen, dann mehr auf der anderen Seite.

Gesundheit entwickeln statt Tinnitus bekämpfen

Mit dieser Sichtweise eröffnen sich Ihnen neue Möglichkeiten, Gesundheit zu entwickeln, statt Tinnitus zu bekämpfen. Im dritten Teil dieses Buches finden Sie zahlreiche Anregungen, die Ihnen helfen, Ihre gesunden Anteile wieder mehr in den Blick zu nehmen.

Doch zuvor müssen wir uns darüber klar werden, was wir eigentlich unter Gesundheit verstehen. Für die meisten von uns ist Gesundheit einfach das Fehlen von Krankheit oder Leid. Doch diese Definition ist viel zu eng. Die Weltgesundheitsorganisation (WHO) hat bereits 1948 Gesundheit sehr allgemein als »Zustand des vollständigen körperlichen, geistigen und sozialen Wohlbefindens« definiert. Gesundheit umschließt demnach die körperliche, seelische und soziale Ebene, ist also ganzheitlich zu sehen. Dabei sollte man nicht vergessen, dass auch Widrigkeiten und Leid zum Leben gehören. Wir bewegen uns, wie gesagt, zwischen den Polen »krank« und »gesund«.

Im Folgenden gebe ich Ihnen einige Hilfestellungen, damit Sie Ihr Ohrgeräusch im Sinne der Salutogenese ganzheitlich *verstehen*, auf neue Weise *handhaben* und das Leben mit Tinnitus als *sinnvoll erleben* können.

WICHTIG !

BLICK AUF RESSOURCEN

Statt einseitig auf die Ursachen und Risikofaktoren für Krankheit zu schauen, sollten wir unsere gesunden Anteile und gesundheitsfördernde Faktoren klar im Blick behalten. Denn sie ermöglichen es uns, dass wir uns gesund fühlen – auch bei Einschränkungen und Belastungen.

Erste Schritte zum Erfolg

Spätestens wenn die Maßnahmen der Akutphase ohne den erwünschten Erfolg geblieben sind, sollten Sie nach Möglichkeit Ihre Strategie ändern. Denn jeder

weitere Versuch, das Ohrgeräusch beseitigen zu wollen – mit welchen Mitteln auch immer –, führt nur zu seiner Verstärkung oder weiteren Verfestigung und bindet Ihre Aufmerksamkeit noch mehr an den Tinnitus! Sie kennen das: Je mehr Sie sich über jemanden ärgern, desto mehr müssen Sie an ihn denken.
Wenn das, was Sie bisher probiert haben, nicht funktioniert, tun Sie etwas anderes. Ändern Sie Ihre Strategie im Umgang mit Tinnitus. Und zwar indem Sie Schritt für Schritt vorangehen:

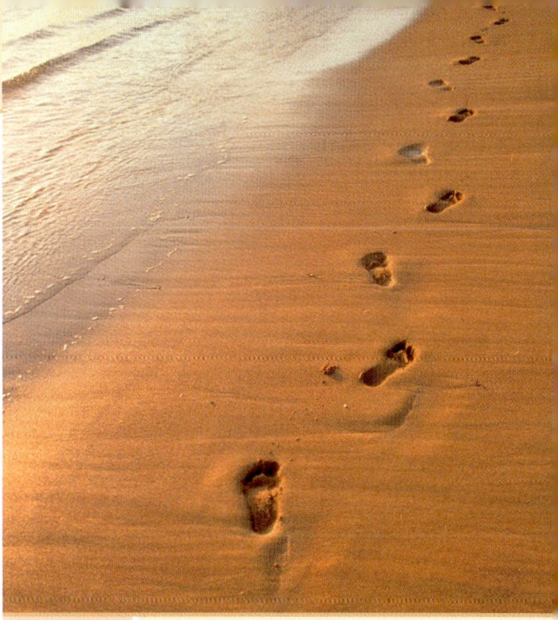

Machen Sie einen Schritt nach dem anderen – so kommen Sie zum Ziel.

1. Schritt: Nicht »gegen« sondern »für«

Wenn Sie schon kämpfen, dann bitte nicht gegen den Tinnitus, sondern für Ihre Gesundheit und persönliche Entwicklung. Fassen Sie ein persönliches Gesundheitsziel ins Auge, das einem gewünschten inneren Zustand entspricht. Denn: Sind Sie innerlich ausgeglichen, können Sie das Ohrgeräusch leichter ertragen oder sogar ganz vergessen.

2. Schritt: Schluss mit dem quälenden »Warum?«

Hören Sie auf, sich mit der Frage »Warum habe ich Tinnitus?« herumzuschlagen. Suchen Sie nicht wie besessen nach den möglichen Ursachen und dem, was Sie meinen falsch gemacht zu haben. Das hilft meist nicht weiter.

3. Schritt: Nutzen Sie die Krise als Chance

Seien Sie egoistisch: Wenn Sie schon leiden, dann sollte es wenigstens zu etwas gut sein! Versuchen Sie daher die Haltung eines Lernenden anzunehmen, der von der Auseinandersetzung mit dem Ohrgeräusch profitieren will. Dazu kann es nützlich sein, einmal eine Zeitlang so zu tun, als ob Tinnitus gerade jetzt die Lernchance für Sie im Leben ist. Sie stellen das Ohrgeräusch damit in einen positiven Sinnbezug zu sich und Ihrem Leben und erhöhen die Chance, sich im Laufe der Zeit mit dem Ohrgeräusch gesünder zu fühlen.

»Glaube ist der Vogel, der singt, wenn die Nacht noch dunkel ist.«

Tagore

4. Schritt: Öffnen Sie sich für Neues

Selbst wenn es Ihnen zunächst schwer fällt, das Ohrgeräusch zu akzeptieren, so hilft es oft schon, den Vorsatz dazu zu fassen und sich für diesen Weg innerlich zu öffnen. Auf dieser Basis können sich dann alle weiteren Voraussetzungen dafür, mit dem Ohrgeräusch ein gesundes und sinnerfülltes Leben zu führen, leichter entwickeln.

5. Schritt: Vertrauen Sie Ihrer Entwicklung

Das Konzept der Salutogenese zeigt, dass unsere persönliche Haltung und die Art, wie wir mit einer Belastung oder Störung umgehen, wesentlichen Einfluss auf unser Gesundheitsempfinden haben.

Sicherlich wäre es für Ihr Gesundheitsempfinden von Vorteil, wenn Sie den Tinnitus positiv sehen könnten. Doch solange Sie lediglich denken »Ich muss den Tinnitus positiv sehen«, dies aber nicht fühlen, wird es Ihnen wenig helfen. Lassen Sie sich Zeit und haben Sie Geduld. Nach und nach wird auch auf der Gefühlsebene eine entsprechende Entwicklung stattfinden, und es wird möglich, den Tinnitus wirklich positiv zu sehen.

»Nun, wo ein Anfang gemacht ist, kommt immer das Beste von selber nach.«

Hermann Hesse

Gesund mit Tinnitus? So kann es gehen

Wenn Sie sich als Betroffener dafür öffnen, sich konstruktiv mit dem Ohrgeräusch auseinander zu setzen, können Sie gerade mit Hilfe des Tinnitus völlig neue Erfahrungsbereiche und verdeckte Ressourcen erschließen.

Tinnitus ganzheitlich verstehen

Wie kommt es, dass das Ohrgeräusch – unabhängig von seiner Lautstärke und Art – »nur« 15 von 100 Betroffenen mehr oder weniger belastet, während die Mehrheit auf dauerhafte Ohrgeräusche neutral reagiert und damit leben kann? Die Antwort hat mit unseren Gefühlen zu tun.

Gefühle sind konzentrierte Erfahrungen

Nach Auffassung der modernen Hirnforschung sind Gefühle fühlbare »Eindrücke«, die bestimmte Situationen in unseren Organismus hinterlassen. Treten besondere Umstände ein, etwa eine Prüfung, ein Bewerbungsgespräch oder eine wichtige Präsentation, so werden ganz unwillkürlich bestimmte Körperempfindungen ausgelöst. Solche Empfindungen, zum Beispiel Druck im Magen, Beklemmung in der Brust, zugeschnürter Hals, bezeichnen wir dann meist als »Angst«.

Kritische Lebensphasen begünstigen störenden Tinnitus

Schaut man sich an, welche Menschen wegen Tinnitus in die Sprechstunde kommen, so fällt auf: Die allermeisten befinden sich gerade in kritischen Übergangsphasen ihres Lebens. Sie sitzen gewissermaßen zwischen zwei Stühlen. Solche Übergänge von einer gewohnten und sicheren Lebenssituation hin zu einer noch nicht greifbaren und gefestigten neuen Lebenssituation sind beispielsweise: Wechsel von der Schule ins Berufsleben, Berufs- oder Stellenwechsel, Verlust des Arbeitsplatzes, Heirat, Elternschaft, Trennungssituationen, Tod eines Partners oder Angehörigen, Wechsel vom Berufsleben in den Ruhestand.

Sie haben sicher auch schon solche Phasen durchgemacht und wissen, dass sie mit einem hohen Maß an Verunsicherung verbunden sind. Die gewohnte Lebensroutine wird unterbrochen. Kein Wunder also, dass es uns unter solchen oft verwirrenden Lebensumständen zunehmend schwer fällt, die Dinge in gewohnter Weise – sprich überwiegend verstandesmäßig – zu regeln. Unwillkürlich treten nun vermehrt »ungute« Gefühle in den Vordergrund: Angst, Ratlosigkeit, Hilflosigkeit, Traurigkeit über den Verlust einer früheren, stimmigen Lebenssituation. Oder auch Aggression: Wut oder Ärger darüber, dass es nicht so weitergeht wie bisher und uns eine Veränderung aufgezwungen wird.

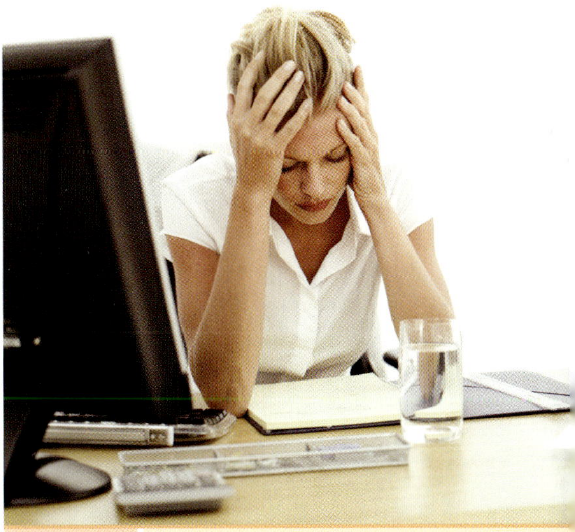

› Übergangsphasen und Krisen schaffen oft Verunsicherung.

Gerade in kritischen Lebensphasen werden also als negativ erlebte Emotionen frei. Wenn nun zusätzlich durch irgendeine Ursache Tinnitus ausgelöst wird, wird das Gefühl, das eigentlich der Lebenssituation gilt, unwillkürlich mit dem Tinnitus-Signal verknüpft.

Tinnitus – »Ruf« der Seele

Das mit dem Tinnitus verbundene Gefühl (Angst, Traurigkeit, Wut) hat also zunächst weniger mit dem Ohrgeräusch an sich zu tun als vielmehr mit einer bestimmten persönlichen Lebenssituation.

DIE KRISE: EIN ANLASS ZUR NEUAUSRICHTUNG

Sofern Sie aktuell unter dem Ohrgeräusch leiden und das Gefühl haben, in einer gesundheitlichen »Krise« zu stecken, sind Sie bereits auf dem Weg, sich persönlich weiterzuentwickeln.

Das Wort »Krise« kommt vom griechischen *crisis* und bedeutet *wichtige Wendung, Entscheidung*. Das chinesische Wort für »Krise« bezeichnet zum einen *Gefahr*, zum anderen aber auch *Gelegenheit*.

Grundsätzlich birgt die kritische Situation des Leidens an Tinnitus gewisse Gefahren – für Sie persönlich und mittelbar vielleicht auch für Ihre Familie oder Partnerschaft. Viele Betroffene haben Angst, verrückt zu werden, auszuflippen, das Ohrgeräusch nicht mehr aushalten zu können. Sie befürchten, hilflos ausgeliefert zu sein, zum Wrack zu werden, aggressiv und für die Umgebung inakzeptabel.

Solche Perspektiven stellen tatsächlich eine ernst zu nehmende mögliche Entwicklung dar – aber eben nur eine. Hört man genauer hin, so stecken in diesen Befürchtungen auch jede Menge unerfüllte oder vernachlässigte Bedürfnisse – so paradox das klingt. Das kann der geheime Wunsch sein, einmal etwas Unvernünftiges zu tun, wieder kreativ sein zu dürfen, richtig lachen zu können. Oder es ist das Bedürfnis, einmal schwach sein zu dürfen und sich helfen zu lassen, statt immer stark und leistungsfähig sein zu müssen. Hinter der Angst kann sich auch das Bedürfnis nach Freiraum verstecken, der Wunsch, einmal ganz für sich zu sein und das zu tun, was einem gut tut.

Nicht selten stehen erst mit der Erfüllung dieser Bedürfnisse wieder Ressourcen zur Verfügung, die es ermöglichen, in die gewünschte Richtung weiterzugehen.

»Die Krise ist ein produktiver Zustand.
Man muss ihr nur den Beigeschmack der Katastrophe nehmen.«

Max Frisch

JEDE KRISE ERÖFFNET NEUE GELEGENHEITEN

Verena K., 34 Jahre, ist Werbefachfrau und Illustratorin in einer Werbeagentur. Seit zwei Jahren hat sie nach einem Hörsturz Tinnitus, ohne dass sie das Ohrgeräusch zunächst wesentlich gestört hätte. Doch seit einem halben Jahr macht ihr das Ohrgeräusch zunehmend Angst. Es wird phasenweise so laut, dass sie sich bei Kundengesprächen nicht mehr konzentrieren kann. Hinzu kommt eine zunehmende Geräuschempfindlichkeit: PC-Belüftung und Druckergeräusche empfindet sie nun als nervtötend. Der ohnehin schon große Druck durch Kundenerwartungen, Terminknappheit und Konkurrenz wird immer größer. Verena arbeitet täglich zehn bis zwölf Stunden und weiß dennoch kaum, wie sie das alles schaffen soll. Sie hat panische Angst, wegen des Ohrgeräusches tatsächlich verrückt zu werden. Manchmal spielt sie sogar mit dem Gedanken, sich das Leben zu nehmen, dann wäre sie alle Belastungen los.

Verena ist in einer ernsten Lage. Doch ihre Schilderungen weisen ganz deutlich darauf hin, dass sie das Bedürfnis nach Entlastung hat, nach »Spielraum«, der ihr erlaubt, einmal völlig ungezwungen ihren eigenen Bedürfnissen nachzugehen.

Diesen Bedürfnissen kommt sie bislang nicht nach. Auf für sie unverständliche und leidvolle Weise wird sie von ihrem Organismus durch das Ohrgeräusch und die Geräuschempfindlichkeit immer wieder dazu gezwungen, Grenzen zu ziehen und »Zwangspausen« einzulegen. Ihre Symptome rufen sie dazu auf, sich von einer aufopferungsvoll engagierten zu einer selbstbewussten Frau zu entwickeln: zu einer Persönlichkeit, die bei aller Leistungsbereitschaft auf ihre Grenzen achtet, sich persönliche Freiräume schafft und auch einmal Nein sagt.

Als Verena sich endlich erlaubt, ihren Bedürfnissen nach Entlastung und Freiraum nachzugehen, treten ihre Symptome völlig in den Hintergrund.

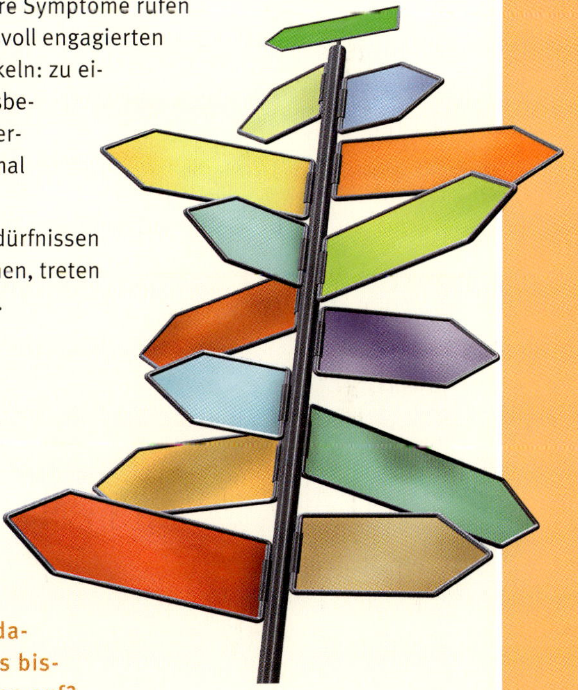

JEDE KRISE ERÖFFNET AUCH MÖGLICHKEITEN

Eine Krise bietet die Gelegenheit zur persönlichen Weiterentwicklung, so dass wir mehr wir selbst werden. Stellen Sie sich doch einmal folgende Frage:

Angenommen, der Sinn Ihres Lebens sei es nicht, am Tinnitus zu zerbrechen, sondern er bestünde vielmehr darin, dass Sie etwas anders machen als bisher: Wozu ruft Sie Ihre Lebenssituation auf?

Diese Frage weist Ihnen die Richtung, in die Ihre Entwicklung günstigenfalls gehen kann. Ihr nächster Schritt könnte jetzt darin bestehen zu lernen, bislang vernachlässigte Bedürfnisse achtsam und selbstverantwortlich in Ihren aktuellen Lebensstil einzubeziehen.

Dadurch, dass sich Emotionen mit dem Ohrgeräusch verknüpfen, trägt der Tinnitus bestimmte Informationen und wird so zum »Indikator«, ja zum unüberhörbaren »Mahner«: Er weist dann auf ganz persönliche nicht erfüllte Bedürfnisse in Ihrem Leben hin und ruft Sie auf, mehr zu sich selbst zu finden.

Wer nicht spüren will, muss hören

Das klingt sarkastisch, trifft aber oft die Situation bei störendem Tinnitus. Denn lange bevor der Tinnitus auf unüberhörbare Weise »brüllt«, signalisiert unser Organismus bereits spürbare Bedürfnisse. Nur nehmen wir sie in der Hektik des Alltags oft nicht wahr. Tinnitus ist dann ein Symptom des Organismus, das viele einfach nicht mehr überhören können.
Interessant und überaus aufschlussreich für Sie ist es daher, die persönlichen Umstände und inneren Zustände zu erforschen, unter denen Sie am meisten oder am wenigsten durch das Ohrgeräusch beeinträchtigt sind.

Tinnitus handhaben: das Ohrgeräusch zum Partner machen

Viele Tinnitus-Betroffene kennen folgende leidvolle Situation: »Ich will ja meine Aufmerksamkeit woanders hinlenken, aber es passiert ganz unwillkürlich, dass ich auf den Tinnitus hören muss.«

Der heillose »Kampf gegen Windmühlen«

Nicht selten kämpfen Betroffene auf diese Art ständig gegen etwas in sich selbst, das offenbar nicht ihrem Willen unterliegt – und das kostet Kraft. Dieses Etwas hat mit Prozessen zu tun, die automatisch und unbewusst ablaufen. Die Versuche, es zu bekämpfen oder zu bewältigen, lösen das Problem oft nicht, meist verstärken sie es eher. Sie erinnern sich: Solange der Tinnitus mein Feind ist, kann ich ihn nicht aus den Augen lassen – wohl aber, wenn er zu meinem Begleiter wird.
Die Ergebnisse der modernen Hirnforschung bestätigen diese Erfahrung. Sie zeigen, dass unser Wille nur sehr begrenzt frei und kontrollierbar ist und wir unsere Willenskraft häufig überschätzen. So müssen wir heute davon ausgehen, dass der Großteil unserer körperlichen und geistig-seelischen Aktivitäten von unwillkürlichen und unbewussten Prozessen geprägt ist, die schneller und oftmals »effektiver« (und auch machtvoller) arbeiten als die willkürlichen und bewussten Prozesse.
Doch nicht immer empfinden wir die Ergebnisse solcher unwillkürlichen Prozesse als sinnvoll oder angenehm – siehe Tinnitus. Wir haben jedoch keine andere Wahl, als uns mit ihnen zu arrangieren – oder besser: mit ihnen zu kooperieren.

Mit unwillkürlichen Anteilen kooperieren

Hier sind Methoden und Ansätze hilfreich, die auf der Ebene unwillkürlicher Prozesse eine positive Neubewertung des Ohrgeräusches und neue gesundheitsförderliche Verhaltensweisen im Umgang mit dem Tinnitus anregen. Genau auf der Ebene also, von der aus das Symptom Tinnitus in der Regel aufrechterhalten wird. Es geht dabei um die Kooperation von willkürlichen und unwillkürlichen Prozessen. Hier setzen die Methoden der modernen Hypno(se)therapie des Arztes Milton H. Erickson an (siehe Kasten Seite 70). Sie ermöglichen auf kreative und oftmals spielerische Weise eine veränderte Wahrnehmung des Ohrgeräusches. Eine Patientin formulierte das so: »Mein Tinnitus ist noch immer da, aber er stört mich nicht. Und das Tolle daran ist: Ich muss nichts extra dafür tun.«
Die Ansätze der modernen Hypnosetherapie gewinnen seit den 1980er Jahren zunehmend an Bedeutung. Sie stellen heute eine sinnvolle Ergänzung zur Tinnitus-Retraining-Therapie dar, da sie insbesondere unsere unwillkürlichen und gefühlsmäßigen Anteile mit einbeziehen.

Das Leben mit Tinnitus sinnvoll erleben

Wissenschaftliche Modelle zu grundlegenden Prinzipien, wie sich Lebewesen unter Stress organisieren, machen deutlich: Was Lebewesen wahrnehmen und wie sie sich verhalten, richtet sich nach inneren Bedürfnissen in Bezug auf ihr Überleben.
Auch bei anhaltend störendem Tinnitus reagiert der Organismus stressabhängig unwillkürlich mit einem bestimmten, stark ausgeprägten ganzheitlichen Funktionsmuster, das in einer intensiven Wahrnehmung des Ohrgeräusches gipfelt (siehe Kapitel »Was hält den Tinnitus aufrecht?«, ab Seite 23).

› Milton H. Erickson, der Begründer der modernen Hypnosetherapie.

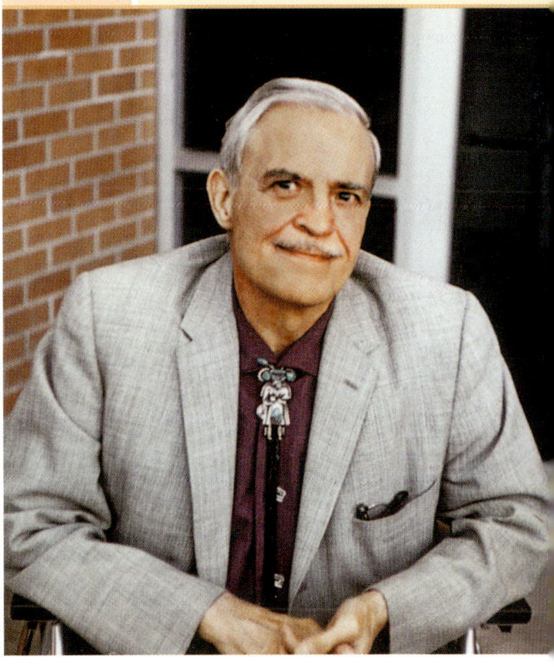

INFO

MODERNE HYPNOSETHERAPIE

Die moderne Hypnosetherapie geht auf den amerikanischen Arzt Milton H. Erickson (1901–1980) zurück, der – früh an Kinderlähmung erkrankt und unter chronischen Schmerzen leidend – dieses Verfahren gewissermaßen im Selbstversuch entwickelte. Es ist durch kooperatives Vorgehen gekennzeichnet, das die Individualität und Autonomie des Klienten wertschätzt und achtet. In der modernen Hypnosetherapie geht man zudem davon aus, dass der Klient alle Ressourcen in sich trägt, die er braucht, um sein Problem zu lösen.

PRINZIP: RESSOURCEN AKTIVIEREN

Diese oftmals verdeckten und unbewussten Ressourcen werden durch besondere Methoden aktiviert, so dass der gesundheitsfördernde Veränderungsprozess selbstorganisiert ablaufen kann. Dabei spielen innere Neuordnungsprozesse eine wesentliche Rolle. Es werden also gewissermaßen die Selbstregulationskräfte des Klienten angesprochen.

EIN ALLTÄGLICHES PHÄNOMEN

Überhaupt geht man nach heutiger Auffassung davon aus, dass wir ständig eine Art »Selbsthypnose« betreiben, ohne uns dessen bewusst zu sein. Im Alltag sagen wir in Gedanken ständig etwas zu uns: »Ich darf heute auf keinen Fall die Steuererklärung vergessen!« oder »Diese Prüfung muss ich bestehen!« und so weiter. Wir haben innere Vorstellungen oder Bilder von Situationen oder Dingen (vom Urlaub, von der Zukunft oder Vergangenheit), mit denen wir uns automatisch in ein bestimmtes Erleben hinein »hypnotisieren«. Das heißt, wir begeben uns in einen speziellen Bewusstseinszustand, der auch körperliche Auswirkungen hat, gerade so, als wenn uns jemand diese Dinge von außen suggeriert hätte. Nicht wenigen Menschen gelingt es allein dadurch, dass sie sich am Abend fest vornehmen »Ich will morgen früh um sechs Uhr aufstehen!«, pünktlich aufzuwachen. Ohne bewusste Steuerung.

Bei störendem Tinnitus gehen diese Autosuggestionen zunächst in die falsche Richtung. Wenn Sie sich sagen »Der Tinnitus macht mich noch ganz krank!« oder »Wenn das Ohrgeräusch weiter anhält, drehe ich noch durch!«, so hat dies nicht gerade eine gesundheitsfördernde Wirkung.

GESUNDHEIT UND WOHLBEFINDEN FÖRDERN LERNEN

In der modernen Hypnosetherapie gilt es zu lernen, diese »inneren Tonbänder« und Bilder so zu verändern, dass sie spürbare gesundheitsfördernde Auswirkungen auf allen Ebenen des Erlebens haben, also auf Gefühle, Gedanken, Körperreaktionen und Verhalten. Die Hypnose nutzt damit unsere ohnehin ablaufenden, unwillkürlichen inneren Prozesse und Fähigkeiten, um Gesundheit und Wohlbefinden zu fördern.

Entgegen der weit verbreiteten Annahme macht Hypnose nicht willenlos. Der Klient bleibt mit einem Teil seiner Aufmerksamkeit immer ein wacher und kritischer Beobachter dieses Prozesses.

EINES DER ÄLTESTEN NATURHEILVERFAHREN

Hypnose wurde bereits vor etwa 3.500 Jahren bei den alten Ägyptern zu Heilzwecken angewendet, so kann sie als eines der ältesten Naturheilverfahren gelten. Über das Medium Sprache werden Neuordnungsprozesse angeregt, die sich auf allen Ebenen auswirken, sowohl auf der geistig-seelischen Ebene im Sinne von Entspannung und Wohlbefinden als auch auf der körperlichen Ebene. So konnte die moderne Hirnforschung nachweisen, dass sich bei der Beeinflussung des Schmerzerlebens unter Hypnose die Nervenzellaktivitäten im limbischen System (vgl. Seite 20) und anderen Hirnbereichen auf bestimmte Weise verändern.

WISSENSCHAFTLICH ANERKANNT

Als wissenschaftlich anerkanntes Verfahren wird Hypnosetherapie unter anderem bei Schmerzen, Bluthochdruck, Allergien und Asthma eingesetzt, aber auch bei Schlafstörungen, Ängsten, Depressionen und psychosomatischen Erkrankungen. Zahnärzte nutzen dieses Verfahren zur Schmerzreduktion.

HILFREICH AUCH BEI TINNITUS

Bei Tinnitus ist die Anwendung der modernen Hypnosetherapie relativ neu. Doch in wissenschaftlichen Untersuchungen hat sich dieses Verfahren zur positiven Beeinflussung der Tinnitus-Wahrnehmung, zur Reduktion der Tinnitus-Belastung und zur Verbesserung der Lebensqualität als überaus wirksam erwiesen. Das Verfahren sollte allerdings nur von Fachleuten angewendet werden, die idealerweise auch Erfahrungen mit der Tinnitus-Problematik haben (siehe »Adressen, die weiterhelfen«, Seite 123).

Tinnitus – Hinweis auf innere Bedürfnisse

Die meisten Tinnitus-Betroffenen erleben, dass sich die wahrgenommene Intensität ihres Ohrgeräusches in bestimmten Situationen verstärkt. In anderen nimmt die Intensität ab oder das Ohrgeräusch tritt stark in den Hintergrund. Zum einen sind diese Schwankungen natürlich abhängig vom Lautstärkepegel der Außengeräusche, zum anderen allerdings auch von psychosozialen Einflüssen, die mit zunehmender Tinnitus-Dauer an Gewicht gewinnen (siehe Fallbeispiel Seite 66).

Diese Abläufe haben grundsätzliche Parallelen zu anderen Funktionsmustern unseres Organismus, wie etwa Hunger. So wird das Gefühl Hunger zu haben – ebenso wie Tinnitus – von den meisten Menschen als unangenehm und störend empfunden. Allerdings haben wir gelernt, auf das Hunger-Signal mit einer bestimmten Verhaltensweise zu reagieren, die uns langfristig gesund erhält: Wir essen etwas. Auch bei Tinnitus kann man entsprechend vorgehen und ihn als »Erinnerungshilfe« für ein vernachlässigtes Bedürfnis nutzen.

Zuvor muss man allerdings herausfinden, welches Bedürfnis sich über die intensive Wahrnehmung des Ohrgeräusches unwillkürlich ausdrückt. In der Tabelle auf Seite 75 finden Sie hierzu ein paar »Übersetzungshilfen«.

In der therapeutischen Arbeit mit Betroffenen zeigen sich nahezu regelmäßig folgende Bedürfnisse:

- der Wunsch Grenzen zu setzen (Nein zu sagen)
- das Bedürfnis nach Freiraum und innerem Abstand (Besinnung)
- die Sehnsucht nach Zuwendung oder danach, einmal ganz für sich zu sein (Selbstzuwendung)
- das Bedürfnis nach Sicherheit
- der Wunsch nach Ablenkung oder Abstand von problematischen Gefühlen

Hyperakusis – Protestreaktion des Organismus

Auch in der übermäßigen Geräuschempfindlichkeit (Hyperakusis) kommen zumeist solche Bedürfnisse nach Abgrenzung, Entlastung und Freiraum zum Ausdruck. Es scheint, als wolle das Gehirn – wenn wir es schon nicht selbst tun – auf seine Weise für Abgrenzung von weiterer Reizüberflutung sorgen. Bildlich gesprochen: Das System protestiert. Das Gehirn öffnet die Hörfilter in einer Weise, dass schon alltägliche Geräusche »schmerzen«, und zwingt uns damit zum Rückzug.

Diese Reaktion ist eigentlich genial. Denn die Augen können wir schließen, wenn wir etwas nicht sehen wollen, doch die Ohren sind rund um die Uhr geöffnet. Bei übermäßiger Beanspruchung muss der Organismus also andere, unwillkürliche Strategien zur Abgrenzung nutzen. Wir haben ihn gleichsam dazu gezwungen, indem wir uns nicht rechtzeitig und eigenverantwortlich selbst darum gekümmert haben.

Tinnitus als »Impulsgeber« für einen ausbalancierten Lebensstil

In dem Maße, wie es gelingt, seinen Bedürfnissen eigenverantwortlich nachzukommen, also selbst dafür zu sorgen, dass diese inneren Bedürfnisse im Leben einen Platz bekommen, gehen die Ohrgeräusche oftmals zurück und die Tinnitus-Belastung sinkt. Tinnitus ist dann ein ganz persönliches Biofeedback des Organismus, eine »Erinnerungshilfe« für ein bestimmtes Verhalten (siehe Tabelle Seite 75) und ein

EXTRA

FALLBEISPIEL: HYPERAKUSIS – HINWEIS AUF GRENZEN DER BELASTBARKEIT

Doris M., 38 Jahre, hat eine Halbtagsstelle als Industriekauffrau, versorgt drei Kinder im schulpflichtigen Alter und arbeitet zusätzlich im Betrieb ihres Ehemannes.

DIE BESCHWERDEN

Doris M. leidet unter einer ausgeprägten Geräuschempfindlichkeit beidseits, die seit einem Jahr zunimmt. Früher hat sie Klavier gespielt und im Chor gesungen, was durch die Hyperakusis nicht mehr möglich ist. Schon die kleinsten Geräusche verursachen ihr Unbehagen. Immer wieder kommt es vor, dass sie am gemeinsamen Mittagstisch das Geklapper des Geschirrs und des Bestecks so sehr nervt, dass sie mitten beim Essen vom Tisch aufstehen muss und fluchtartig mit dem Hund zu einem Spaziergang das Haus verlässt, weil sie es nicht mehr aushält.

Bei der ohrenärztlichen Untersuchung muss der Hörtest abgebrochen werden, da Doris M. bereits bei Tönen an der Hörschwelle mit geringster Lautstärke panikartige Angst und Schweißausbrüche bekommt.

DIE LÖSUNG

Es stellt sich heraus, dass in ihrer übermäßigen Geräuschempfindlichkeit das Bedürfnis nach Entlastung und kreativem Spielraum (»nur für mich«) zum Ausdruck kommt. Dies hatte sie zu Gunsten von Pflichterfüllung und Leistung mehr und mehr vernachlässigt. Nach Absprache mit dem Ehemann und der Neuverteilung bestimmter Aufgaben erlaubt sie sich heute, diesem Bedürfnis wieder nachzukommen. Die Geräuschempfindlichkeit ist seither völlig verschwunden. Sie spielt wieder Klavier und singt in einem großen Chor.

wichtiger »Impulsgeber« für einen neu ausbalancierten Lebensstil. Wer diesen Zusammenhang erkennt, bei dem rückt das Ohrgeräusch in einen neuen, ja sogar positiven Sinnzusammenhang – und das Leiden nimmt deutlich ab oder verschwindet sogar ganz. Und das Wichtigste: Lebendigkeit und Lebensfreude kehren zurück – die Lebensqualität nimmt zu.

Unüberhörbare Signale

Wollen Sie wissen, welchen Informationswert der Tinnitus oder die übermäßige Geräuschempfindlichkeit (Hyperakusis) möglicherweise bei Ihnen hat? Dann sollten Sie einmal beleuchten, welche Auswirkungen es für Sie hätte, wenn Ihr Ohrgeräusch oder die Hyperakusis immer stärker würden. Denn oft ergeben sich aus den Auswirkungen dieser Symptome auf der Gefühlsebene wichtige Hinweise auf verdeckte, bislang vernachlässigte Bedürfnisse im Leben.
Beantworten Sie sich zunächst folgende Frage:
Angenommen, Ihr Ohrgeräusch/Ihre Geräuschempfindlichkeit würde immer stärker und Sie könnten nichts tun, um sich abzulenken.Welches Gefühl würde dies in Ihnen auslösen?
Schauen Sie in der Tabelle auf Seite 75 nach, welche der aufgelisteten emotionalen Reaktionen Ihrer Antwort am ehesten entsprechen.

Konnten Sie Ihre Antwort einem möglichen Bedürfnis beziehungsweise einer Aufgabe zuordnen? Dann gehen Sie dem Genannten doch einmal probeweise in Ihrem Alltag nach. Testen Sie, ob das Ohrgeräusch/die Hyperakusis öfter in den Hintergrund tritt oder/und es Ihnen mit dem Tinnitus besser geht, wenn Sie in Ihrem Leben etwas der Aufgabe entsprechend ändern.
Auf diese Weise könnte das Ohrgeräusch oder die Hyperakusis künftig ein wichtiges Signal oder eine Erinnerungshilfe sein, um Ihrem Leben neue Impulse, eine neue Balance und damit mehr Lebendigkeit zu geben. Das Tinnitus-Leiden hört in dem Moment auf, wo es gelingt, das Ohrgeräusch in einem positiven Sinnzusammenhang zu sehen.

Stimmen von Betroffenen

Wie Sie die Ohrgeräusche als Partner und gesundheitsfördernde Rückmeldung nutzen können, zeigen die folgenden persönlichen Äußerungen Betroffener:

»Sorge für etwas mehr Humor und Leichtigkeit in deinem Leben!«
Stefan, 46 Jahre, Controller: »Der Tinnitus erinnert mich daran, alles nicht zu ernst zu nehmen, auch mal wieder was Unvernünftiges oder Verrücktes zu tun und das Leben in all der Alltagsroutine nicht ersticken zu lassen.«

1. EMOTIONALE REAKTION AUF TINNITUS/ ÄUSSERE GERÄUSCHE	2. VERDECKTES BEDÜRFNIS NACH	3. AUFGABE/IMPULSE FÜR IHREN LEBENSSTIL
Angst Gefühl, »keine Luft zu bekommen«, »in die Enge getrieben zu sein«	> Freiraum, Entfaltung, Entlastung > Sicherheit, Schutz und Geborgenheit > Spannung im Leben (»Abenteuer«)	Kreative Freiräume schaffen (z. B. Hobby) Sich das Gefühl von Sicherheit, Schutz oder Geborgenheit verschaffen, z.B. durch Nähe zu Freunden, Partner o.a. Neues entdecken, für »Highlights« sorgen
Aggression, Wut Gefühl, »in die Luft gehen zu können« oder »einen dicken Hals zu bekommen«	> Grenzen ziehen > Raum für sich selbst/Für-sich-Sein > Besinnung > Klärung	Respektvoll Nein sagen Eigene Bedürfnisse verwirklichen, Ziele definieren Gesunden Egoismus leben
Traurigkeit Gefühl der »bleiernen Schwere auf der Brust«	> Loslassen > Abschied	Abschied nehmen von etwas »Altem«: Selbstbild, Partner, Lebenskonzept o. Ä.
Außer sich sein Gefühl, »verrückt zu werden« oder »durchzudrehen«	> Freiraum > Kreativität im Leben > Ausgelassenheit, Humor	Freiräume schaffen Kreative Hobbys aktivieren (Malen etc.) Mal etwas »Unvernünftiges« tun Ekstatische Momente leben (Sport, Tanzen etc.)
Überlastung Drang, den Raum verlassen zu müssen	> Abgrenzung, Entlastung	Sich selbst wahrnehmen, »zu sich kommen« Öfter eine Pause machen

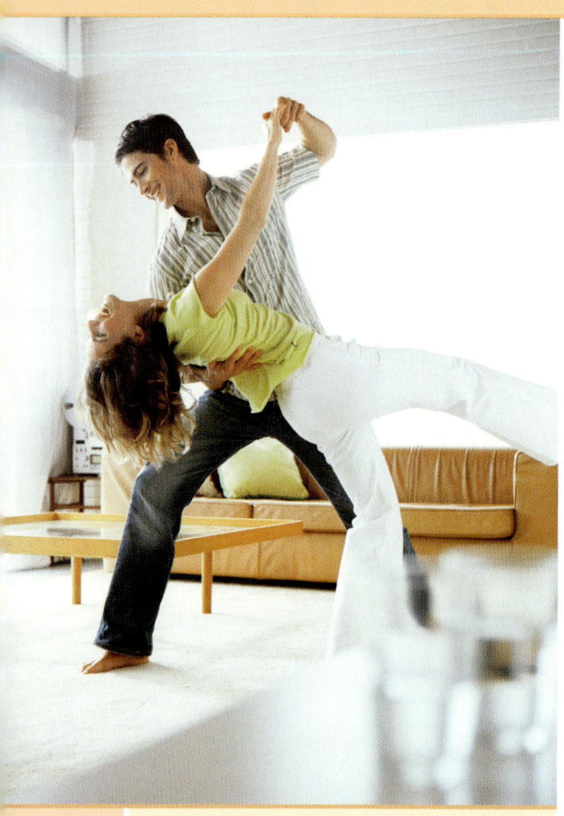

Ausgelassenes Tanzen ist ein Ausdruck von purer Lebensfreude.

»Nimm dir Zeit für wichtige Genuss-Pausen!«

Manfred, 39 Jahre, Steuerberater: »Nachdem ich zunächst stark unter dem Tinnitus gelitten habe, bin ich heute froh, dass ich ihn habe. Er zeigt mir meine Grenzen auf, wenn es mal wieder Zeit ist, mit der Arbeit einen Gang runter zu schalten und mir etwas Gutes zu tun.«

»Komm wieder zu dir und besinn dich auf dich selbst!«

Heike, 29 Jahre, Erzieherin: »Früher hatte ich die Hoffnung, jemand würde mir den Tinnitus wegmachen. Zu meinem Erstaunen habe ich inzwischen festgestellt, dass ich das heute gar nicht mehr wollte. Denn immerhin führt mich der Tinnitus immer wieder zu mir zurück, wenn ich wieder mal neben mir stehe. Er ist inzwischen etwas Essenzielles von mir. Den gebe ich nicht mehr her!«

»Setze notwendige Grenzen und denk auch einmal an dich.«

Sandra, 36 Jahre, Lehrerin: »Früher haben mich der Tinnitus und die Hyperakusis in Rage gebracht. Seit ich mir erlaube, auch mal Auszeiten nur für mich zu nehmen und das zu tun, was mir Spaß macht, sind Tinnitus und Hyperakusis meine hilfreichen Begleiter, die mich nur noch dann warnen, wenn ich mich zu Gunsten anderer selbst vergesse.«

»Setze klare Prioritäten. Eins nach dem anderen!«

Werner, 50 Jahre, Architekt: »Immer wenn ich mir zu viel auf einmal zugemutet hatte und mich für alles verantwortlich fühlte, brüllte mir der Tinnitus in die Parade – und es ging nichts mehr. Heute habe ich ihn schätzen gelernt. Er bringt mich zu mir zurück und erinnert mich daran: Mach immer nur eine Sache – nicht tausend Dinge auf einmal.«

»Genieße das Nichtstun, du hast es verdient!«

Hans, 67 Jahre, Werkzeugmacher: »Ich habe immer viel gearbeitet. Ich hätte nie geglaubt, dass ich in meinem Alter lernen muss, wie man ‚die Füße hochlegt', ohne ein schlechtes Gewissen zu haben. Der Tinnitus hilft mir dabei: Wenn er zum Beispiel abends laut ist, rege ich mich nicht mehr darüber auf, sondern höre ihm zu und schlafe dabei inzwischen fast regelmäßig ein.«

Gute Aussichten!

Sie haben gesehen, dass viele Wege zum Ziel führen. Wählen Sie aus den dargestellten Möglichkeiten Ihren Weg, der für Sie stimmig ist, Sie werden unterwegs viel Neues über sich lernen. Denn: Tinnitus-Therapie ist immer auch »Persönlichkeitsmedizin«. Ihr Organismus fungiert dabei gewissermaßen als Sensor für gesunde Lebenskonzepte und macht Sie auf spürbare Weise darauf aufmerksam, einen gesünderen, wesensgemäßen Lebensstil zu entwickeln.

Und so geht es hier weiter

Im nächsten Teil dieses Buches finden Sie zahlreiche Übungen. Sie geben Ihnen wertvolle Anregungen, die Sie allein oder auch parallel zu einer Therapie für sich nutzen können. Auf diese Weise können Sie sich neue Lebensbereiche erschließen und vielleicht auch einige alte, vergessene wieder neu für sich entdecken.

DAS BRINGT EINE THERAPIE

INFO

Entscheidend für den Therapieerfolg bei anhaltend störendem Tinnitus ist Ihre aktive Mitarbeit und Mitgestaltung der notwendigen Schritte. Denn: Tinnitus-Therapie ist »Hilfe zur Selbsthilfe«. Ihr persönliches Engagement trägt dazu bei, dass

- Sie Ihren Tinnitus ganzheitlich verstehen,
- Sie das Ohrgeräusch gedanklich und emotional neu bewerten,
- Sie Einfluss auf die Hörverarbeitung nehmen,
- Sie unnötigen Stress im Alltag reduzieren,
- Sie besser entspannen und schlafen,
- Sie Ihre Körperwahrnehmung verbessern,
- Ihre Tinnitus-Belastung sinkt und
- Sie Lebensqualität unabhängig von der Präsenz der Ohrgeräusche wiedergewinnen.

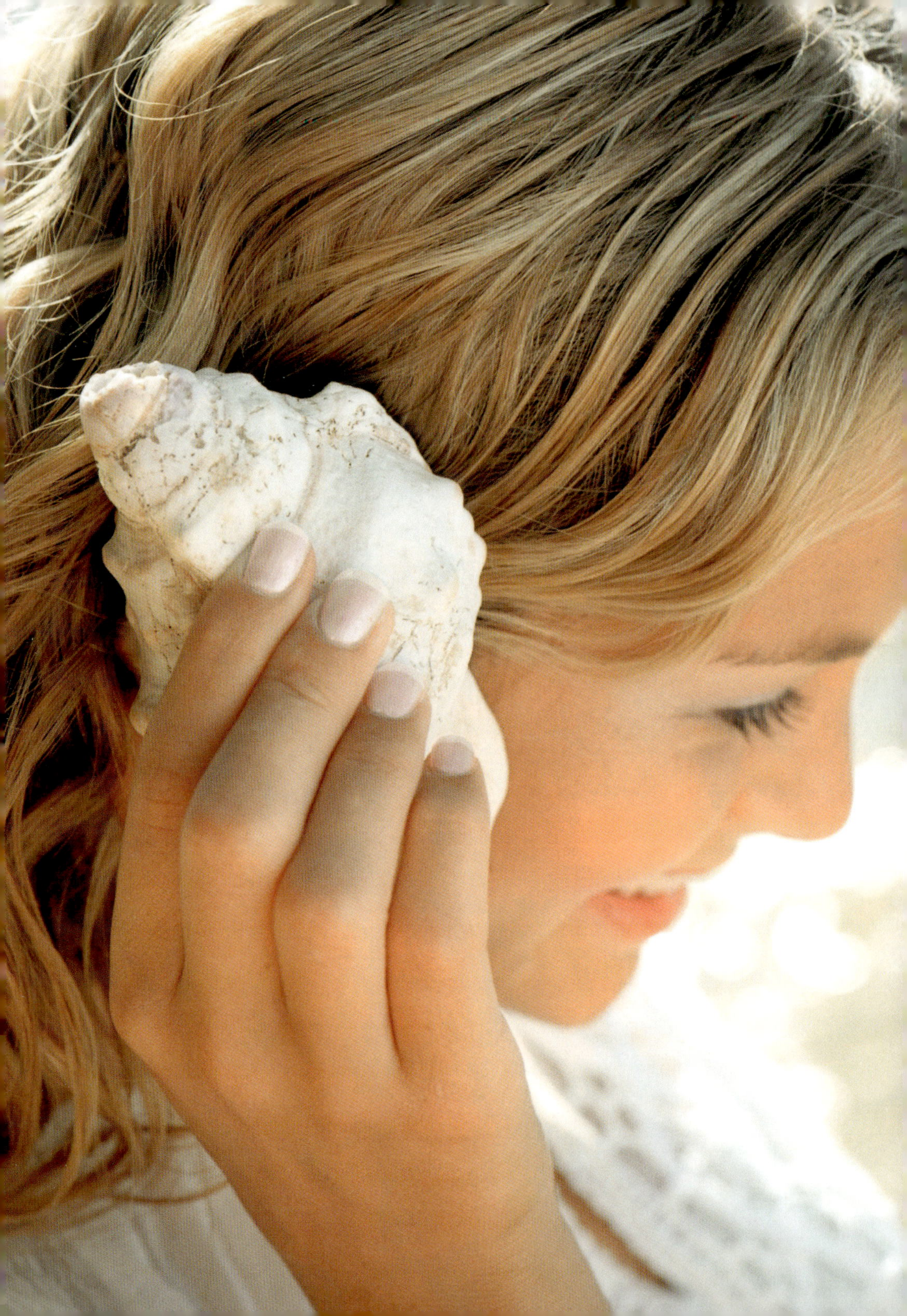

16 Übungen zum Aktivieren Ihrer Ressourcen

Sie möchten nun aktiv werden? Sie wollen sich mit Ihrem Tinnitus neu arrangieren? Die Übungen in diesem Kapitel helfen Ihnen dabei. Sie laden Sie dazu ein, Ihr persönliches Ressourcenpotenzial auf spielerische und kreative Art zur Förderung Ihrer Gesundheit und Lebensqualität und zur Entfaltung Ihrer Persönlichkeit zu nutzen. Ihr Ohrgeräusch ist dabei der Ausgangspunkt für neue Erfahrungen.

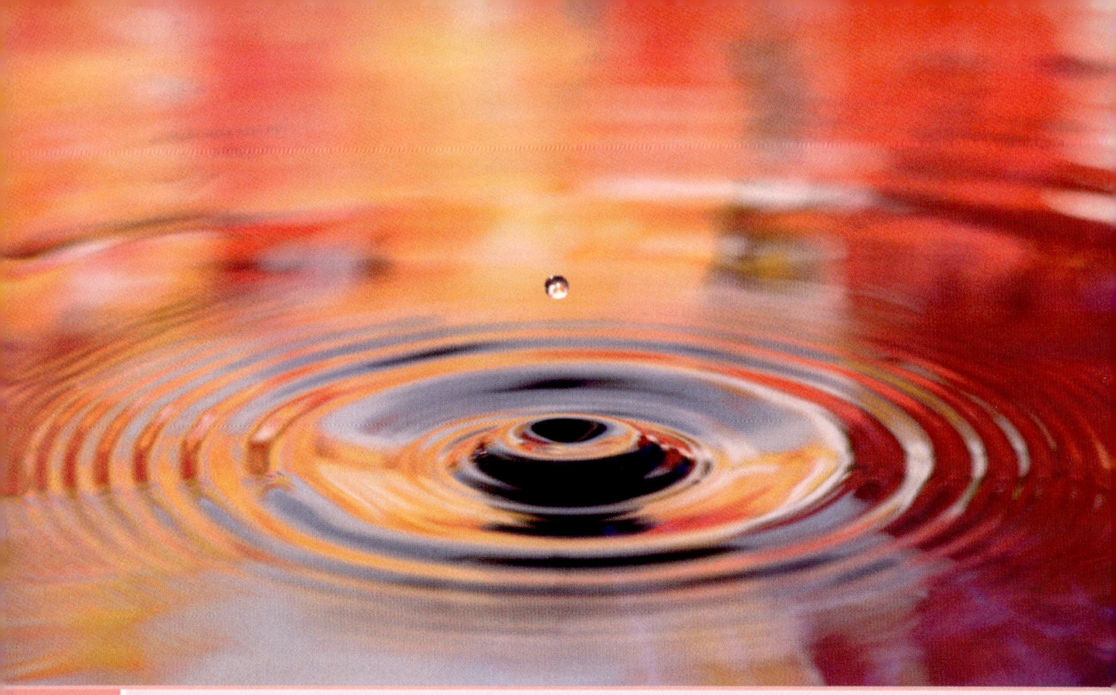

Das Übungsprogramm

Die Übungen in diesem Kapitel sind Teil der von mir entwickelten »Ressourcen-orientierten Tinnitus-Therapie«. Viele hunderte Betroffene mit Tinnitus, Hyperakusis und/oder Schwindel profitieren seit Jahren von diesem neuartigen Therapieansatz. Denn die Übungen stellen nicht Defekte und Defizite in den Vordergrund, sondern sie aktivieren Ihre Ressourcen: Ihre verdeckten Fähigkeiten, Talente, Gaben und kraftvollen Zustände. Es geht dabei nicht um die willentliche »Bewältigung« des Tinnitus, sondern um die Kooperation mit diesem Phänomen. Anders gesagt: Statt Ihr Ohrgeräusch besiegen zu wollen, lernen Sie »den Elefanten zu reiten«! Beschäftigen Sie sich doch einmal mit folgenden Fragen:

- Wie würde sich das Verhältnis zu Ihrem Ohrgeräusch ändern, wenn Sie es als Signal wahrnehmen könnten, das Sie daran erinnert, etwas Gutes für sich zu tun und liebevoll mit sich umzugehen?
- Welche Auswirkungen hätte das auf Sie selbst und auf Ihre Einstellung zu Ihrem Ohrgeräusch?

Zur Art der Übungen

Bevor Sie beginnen, interessiert es Sie vielleicht, was das Besondere an diesen Übungen ist, wie sie wirken und wie sie aufgebaut sind. Die folgenden Abschnitte geben Ihnen wichtige Informationen dazu.

Die Arbeit mit inneren Bildern und Symbolen

Während für das analytische Denken, Detailwissen und Logik (bei Rechtshändern) die linke Hirnhälfte zuständig ist, sprechen die folgenden Übungen eine ganz besondere Verarbeitungsform der rechten Hirnhälfte an: die Fähigkeit, ganzheitlich und kreativ, das heißt in größeren Zusammenhängen zu denken.
Ihre rechte Hirnhälfte »denkt« vornehmlich in Bildern und Symbolen. Gerade damit lassen sich sehr schnell und automatisch Körperreaktionen, Gefühle und Haltungen hervorrufen.
Stellen Sie sich zum Beispiel bildhaft vor, wie Sie in eine leuchtend gelbe, saftigfrische Zitrone beißen und dabei spüren, wie sich der saure Saft im Mund verteilt. Was geschieht? Wahrscheinlich reagieren Ihr Körper und Ihre Seele so, als ob die Zitrone real wäre: mit Speichelfluss und vielleicht sogar mit einer gewissen Abneigung gegen diese Vorstellung.
Die Werbung nutzt diese Zusammenhänge. Über Bilder, die unsere Bedürfnisse ansprechen, beeinflusst sie auf raffinierte Weise unsere Haltungen. Warum sollten Sie dieses Wissen nicht auch für sich nutzen, um Ihre Gesundheit zu verbessern, Ihr Wohlbefinden zu steigern und den Tinnitus zu beeinflussen?

Den Tinnitus durch Bilder beeinflussen

Wenn Sie also auf die unwillkürlichen, körperlichen und gefühlsmäßigen Vorgänge der Tinnitus-Wahrnehmung in positiver Weise Einfluss nehmen wollen, so gelingt dies am besten über Bilder und Symbole. Das heißt: Aktivieren Sie Ihre rechte Hirnhälfte. Dazu bieten unsere Übungen vielfältige Anregungen.

REALISTISCHE ERWARTUNGEN UND ZIELE

WICHTIG !

Sie wissen inzwischen, dass es keine Methode gibt, die das lästige Ohrgeräusch einfach beseitigt. Dass der Tinnitus bei Ihnen durch regelmäßiges Üben verschwindet, kann daher hier nicht versprochen werden. Die Übungen unterstützen Sie vielmehr dabei, Ihre Kompetenzen, Ressourcen und verdeckten Lösungsmöglichkeiten zu aktivieren, damit Sie mit Ihrem Ohrgeräusch an Lebensqualität gewinnen.

Spezielle Fragestrategien

In den nachfolgenden Übungen werde ich Sie immer wieder bitten, zum Teil ungewöhnliche Fragen für sich zu beantworten. Solche Fragen haben Sie sich vielleicht noch nie gestellt. Doch Fragen sind ein gutes Mittel, um unsere Aufmerksamkeit zu lenken.
Die Fragen regen Sie an, Ihre Aufmerksamkeit auf bislang ausgeblendete Bereiche in Ihrem inneren Erleben zu richten.

WICHTIG !

DAS SOLLTEN SIE BEACHTEN

Das Übungsprogramm ersetzt keine ärztliche Behandlung. Ihr Ohrgeräusch sollte zuvor HNO-ärztlich auf auslösende Ursachen hin eingehend untersucht sein. Körperliche Tinnitus-Ursachen der Akutphase sollten, so weit es möglich ist, behandelt sein.
Bei schweren psychischen Vor- und Begleiterkrankungen empfehlen wir zunächst die Rücksprache mit Ihrem Arzt beziehungsweise einem Psychotherapeuten. Das Übungsprogramm kann auch therapiebegleitend, zum Beispiel im Rahmen der ambulanten Tinnitus-Retraining-Therapie, oder nach stationärer Behandlung angewendet werden.

Hier schlummern Ihre verborgenen Energie- und Kraftreserven und verblüffende neue Lösungsmöglichkeiten. Viele Betroffene empfinden es als sehr hilfreich, auf diese Weise ihre Ohrgeräusche aus einer völlig neuen Perspektive zu beleuchten. Sie stellen verblüfft fest, wie sich dadurch ihre Haltung oft unerwartet und ins Positive ändert.
So dienen die Fragen in den Übungen primär der kreativen Anregung zu frischen Ideen und Neuverknüpfungen (wieder die rechte Gehirnhälfte!). Es geht nicht um die »richtige« oder »falsche« Antwort, sondern um die zu Ihrer augenblicklichen Situation passende.

Aufbau des Übungsprogramms

Es gibt zwei Arten von Übungen:
Die »Basis-Übungen« helfen Ihnen, zunächst Ihre Fähigkeiten zur Körperwahrnehmung, Zentrierung und Entspannung zu schulen sowie das innere bild- und symbolhafte Erleben weiterzuentwickeln.
Darauf folgen die komplex wirksamen »Aufbau-Übungen«. Diese werden Sie nach einer Weile selbstständig anwenden und auch im Ablauf und in der Gestaltung so variieren können, wie es für Sie stimmig ist. Oft ist es hilfreich, die eine oder andere Basis-Übung als Einstimmung für eine Aufbau-Übung anzuwenden (siehe auch Kasten Seite 89).

Anliegen und Ziele

Störender Tinnitus ruft Sie als Betroffenen dazu auf, etwas anders zu machen als bisher oder etwas Neues zu entwickeln. Dazu ist es oft hilfreich, zuvor einige Dinge im »Feld der Veränderung« genauer zu beleuchten.

Die schönen Zustände hinter dem Ziel

Formulieren Sie einmal Ihr vordergründiges »Lieblingsziel«. Ich vermute, dass es so etwas ist, wie »den Tinnitus weg haben wollen«. Das ist okay. Schreiben Sie es in die unterste Stufe der unten stehenden Pyramide (Ziel).

Fragen Sie sich dann:

- Wozu ist das Erreichen dieses Ziels für mich so wichtig? Oder: Was würde dadurch für mich möglich?

Schreiben Sie die Antwort in die zweite Stufe der Pyramide (Zustand 1).

Fragen Sie sich nun wiederum:

- Wozu ist gerade dies für mich so wichtig? Oder: Was würde dadurch für mich möglich?

INFO

KLÄRUNG DER ZIELE UND ANLIEGEN

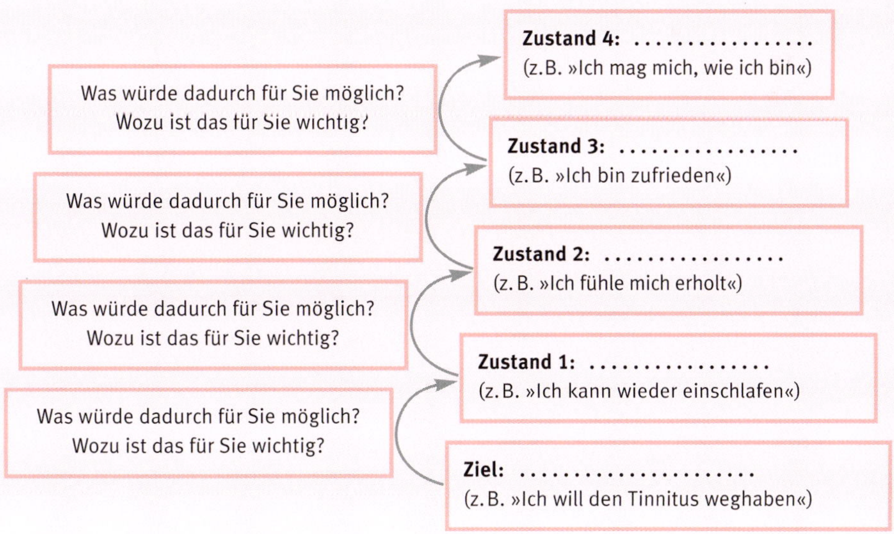

Schreiben Sie die Antwort in die dritte Stufe der Pyramide (Zustand 2) und fahren Sie mit den Fragen und Antworten fort, bis Sie an ein Anliegen gelangen, das so etwas wie Glück, Liebe, Selbstakzeptanz oder Eigenliebe, Frieden oder Freiheit ausdrückt.

Was Ihnen die Hierarchie Ihrer Anliegen sagt

Wie Sie vielleicht sehen, ist das Ziel, das Ohrgeräusch »weghaben zu wollen«, eigentlich nur ein Mittel zum Zweck der Erfüllung eines übergeordneten und vielleicht noch attraktiveren Anliegens. Solange Sie dieses jedoch vom Erreichen Ihres vordergründigen Ziels der Tinnitus-Beseitigung abhängig machen, stehen die Chancen schlecht, dass sich jene wünschenswerten Zustände einstellen. Dabei wäre die Beseitigung des Tinnitus ohnehin nur ein Weg von vielen. Halten Sie daher nach anderen Möglichkeiten Ausschau, damit sich die gewünschten Zustände bei Ihnen einstellen.
Sie könnten sich fragen:

- Unabhängig vom Ohrgeräusch: Welche Möglichkeiten kenne ich noch, um die gewünschten Zustände zu erreichen?

Noch mehr Gedankenspiele

Spüren Sie einmal nach, wie sich für Sie die folgenden Gedankenspiele und Möglichkeitsräume »anfühlen«, und notieren Sie Ihre Antworten.

A: Angenommen, das Ohrgeräusch wäre wirklich verschwunden, aber alles andere wäre noch genauso, wie es ist (z. B. die Schlaf- und Konzentrationsstörung, Stress, Angst, Niedergeschlagenheit): Wie wäre das für Sie?
B: Angenommen, alles andere würde sich in die gewünschte Richtung verändern (d. h. Sie können einschlafen, sich erholen, sind mit sich zufrieden), nur das Ohrgeräusch bliebe: Wie wäre das für Sie?

- Welche der beiden Möglichkeiten – A oder B – würden Sie für sich vorziehen?

Beantworten Sie bitte auch einmal die folgenden Fragen.

Gutes bewahren

- Was läuft gut in meinem Leben und sollte auf jeden Fall so bleiben, wie es ist?

Notieren Sie die Antworten.

Schätze sehen

- Was schätze ich an mir am meisten? Nennen Sie fünf Eigenschaften oder Qualitäten. (z. B. Verlässlichkeit)
- Welche drei Aussagen über mich höre ich von anderen besonders gern? (z. B. »Schön, dass es dich gibt.«)

Notieren Sie Ihre Antworten.

Entwicklungsräume ausloten

- Welches sind meine Befürchtungen in Bezug auf das Ohrgeräusch in meiner jetzigen Lebenssituation? Was ist für mich das Schlimme daran?

- Was will ich im Umgang mit meinem Ohrgeräusch hinter mir lassen?
- Was will ich im Umgang mit meinem Ohrgeräusch neu entwickeln?

Notieren Sie die Antworten.

Zielbestimmung

Nachdem Sie Ihren möglichen Veränderungsrahmen etwas näher erforscht haben, stellen sich weitere Fragen: Was ist Ihr Anliegen? Was wollen Sie? Das beste Werkzeug nützt wenig, wenn man nicht weiß, wofür man es nutzen will. Die meisten Betroffenen wissen sehr wohl, was sie nicht wollen, haben aber keine Vorstellung davon, was sie wollen.
Um die Übungen optimal einsetzen zu können, wäre es daher günstig, sich zuvor darüber klar zu werden, wofür Sie die Übungen nutzen wollen. Also:

- Was wollen Sie? Oder: Worauf wollen Sie sich hinbewegen?

Um den gewünschten Lösungszustand etwas genauer kennen zu lernen und damit attraktiver zu machen, werde ich Ihnen einige Anregungen geben. Denn: Wenn Sie Ihren Wunsch-Zustand kennen, geben Sie Ihrem Gehirn auf der bewussten und unbewussten Ebene ein deutliches Bild davon, wie es sich organisieren soll. Wenn Sie zum Beispiel wissen, dass Sie an einen bestimmten Ort gehen wollen, organisiert Ihr Nervensystem ganz automatisch für Sie, welche Muskeln sich in welcher Reihenfolge anspannen müssen, damit Sie vorankommen.
In diesem Sinne sind die Übungen gewissermaßen Organisationshilfen, die Sie Ihrem gewünschten Ziel ein gutes Stück näher bringen.
Ihre Aufgabe bei der folgenden Vorbereitungsübung besteht darin, ein wenig zu träumen, aber auf geordnete Weise. Nehmen Sie einen Bleistift und Papier zur Hand, um sich Notizen zu machen. Suchen Sie sich einen Ort, wo Sie sich besonders wohl fühlen, einen Platz, der Sie inspiriert. Nehmen Sie sich genügend Zeit für die Übung und finden Sie nun heraus, was Sie wollen.

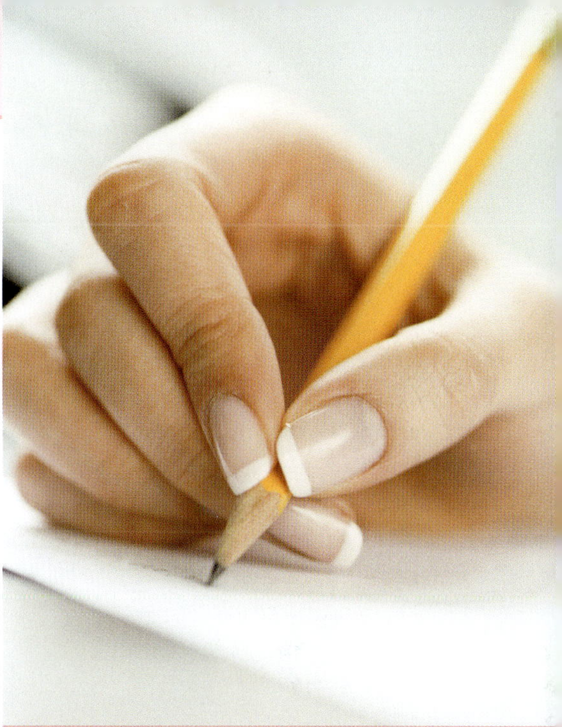

Das Aufschreiben der Gedanken hilft dabei, sie zu klären.

Wo wollen Sie hin?

Für eine positive Zielbestimmung beschreiben Sie als Erstes Ihr Problem mit dem Ohrgeräusch. Lassen Sie sich Zeit für die Antwort, denken Sie in Ruhe nach:

- Wodurch ist Ihre jetzige Situation mit dem Ohrgeräusch geprägt? (z. B. Hilflosigkeit, innere Unruhe, Angst vor Krankheit)

Notieren Sie Ihre Antwort.

INFO

RESSOURCEN-LISTE: BEISPIELE

Benötigte Ressource – Mut
Situation aus der Vergangenheit:
Mein erster Sprung vom Zehn-Meter-Brett. Ich sehe mich noch auf dem Brett, meine Freunde schauen zu mir hoch. Obwohl ich Angst hatte, gab es für mich nur einen Weg – springen. Die »treibende Kraft« war im Brustbereich deutlich spürbar.

Benötigte Ressource – Zuversicht
Situation aus der Vergangenheit:
Während der Schwangerschaft. Trotz aller Beschwerden und Ängste freute ich mich so sehr auf die Geburt meines ersten Kindes und war guter Dinge. Damit war ein Gefühl der Weite und Leichtigkeit im Brustbereich verbunden.

1. Formulieren Sie Ihr Anliegen positiv

Sagen Sie nun, was Sie stattdessen wollen. Formulieren Sie Ihr Anliegen oder Ziel positiv, das heißt, ohne Verneinungen. Beispielsweise schreiben Sie statt »Ich will keine Schlafstörungen mehr haben« diesen positiven Satz: »Ich will innere Ruhe und Gelassenheit entwickeln.«
Fragen Sie sich jetzt:

- Was will ich erreichen? Wozu will ich die Übungen dieses Buches für mich nutzen?

Notieren Sie Ihre Antwort.

2. Benennen Sie Ihre Kraftquellen

Wenn Sie ein Bild an der Wand anbringen oder ein leckeres Essen kochen wollen, müssen Sie sich erst überlegen, welches Werkzeug beziehungsweise welche Zutaten Sie benötigen. Das Gleiche gilt, wenn Sie sich auf Ihr gewünschtes Ziel hinbewegen wollen. Hierzu sind Ressourcen hilfreich, die Sie bereits in anderen Lebensbereichen entwickelt und erlebt haben: Fähigkeiten, Gaben, Qualitäten und kraftvolle Zustände wie etwa Mut, Stärke, Kreativität, innere Ruhe, Geduld, Zuversicht, Gelassenheit, Flexibilität, Neugier, Liebe zu sich selbst und so weiter. Sie gilt es nun wieder zu aktivieren. Stellen Sie sich eine Liste mit den Ressourcen zusammen, die Ihnen in Ihrer jetzigen Situation helfen, sich Ihrem gewünschten Ziel zu nähern.

Fragen Sie sich:

- Was brauche ich, um an mein gewünschtes Ziel zu gelangen?

Notieren Sie Ihre Antworten untereinander auf der linken Seite auf einem Blatt Papier. Dann tragen Sie rechts die Situationen in Ihrem Leben ein, in der die jeweilige Ressource für Sie besonders spürbar oder hilfreich gewesen ist.

Versuchen Sie sich die jeweilige frühere Situation in Ihrem Leben noch einmal so lebendig und plastisch wie möglich vor Ihrem inneren Auge zu vergegenwärtigen. Spüren Sie noch einmal dem Zustand nach, in dem Sie sich damals befanden. Versuchen Sie dabei herauszufinden, wo in Ihrem Körper die entsprechende Ressource (Mut, Zuversicht o. Ä.) für Sie am meisten spürbar war.

Auf diese Weise können Sie heute Ihre verdeckten Ressourcen reaktivieren. Sie befreien Ihre inneren Schätze gewissermaßen vom Staub der Vergangenheit. Das ist etwa so, als wenn Sie sich Urlaubsbilder von früher anschauen und sich dabei erinnern, wie schön es an Ihrem Urlaubsort war. Sie kommen ganz automatisch wieder ein wenig in dieses Urlaubsgefühl hinein, in einen Zustand von Leichtigkeit, Gelassenheit, Zufriedenheit.

3. Erfassen Sie den Zielzustand mit allen Sinnen

Um ihre Kräfte optimal zu mobilisieren, stellen sich viele Leistungssportler bereits am Start vor, wie sie durch das Ziel laufen werden. Denn wünschenswerte Zielzustände sind wie Magnete – und je eindeutiger und präziser sie sind, desto stärker ist ihre Anziehungskraft. Außerdem sollten Sie wissen, woran Sie erkennen können, dass Sie Ihr gewünschtes Ziel erreichen. Dazu lassen Sie uns nun einen kleinen Ausflug in die »Lösungszeit« machen, in eine Zeit in der Zukunft, wenn sich der gewünschte Zielzustand bei Ihnen einstellt.

Bitte stellen Sie sich folgende Fragen:

- Woran würden Sie merken, dass Sie Ihr Ziel erreichen?
- Was sehen Sie vor Ihrem inneren Auge, wenn Sie das Ziel erreicht haben?
- Woran können andere sehen, dass Sie Ihr Ziel erreicht haben?
- Was hören Sie sich oder andere dann sagen?
- Was empfinden Sie, wenn Sie Ihr Ziel erreicht haben?

> Reaktivieren Sie Ihre Kraftquellen, um Hindernisse hinter sich zu lassen.

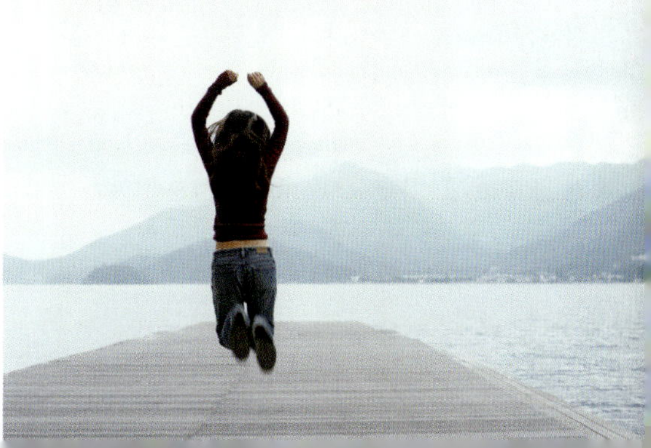

- Wie sähe ein typischer Tag aus, nachdem Sie Ihr Ziel erreicht haben?
- Was würden Sie dann tun, was Sie nicht ohnehin schon tun?

Notieren Sie Ihre Antworten.

4. Werden Sie sich über Hindernisse klar

Nachdem Sie Ihren Zielzustand erforscht haben und nun wissen, woran Sie Ihr Ziel erkennen, kann es sein, dass sich eine Stimme in Ihnen meldet und sagt: »Ja, aber ...« Diese Seite in Ihnen ist sehr wichtig. Denn so erfahren Sie, was auf Ihrem Weg zum Ziel noch zu überdenken ist oder was Sie noch an Ressourcen brauchen. Beantworten Sie sich hierzu bitte folgende Fragen:

- Was hindert mich zurzeit daran, trotz Tinnitus in dem gewünschten Zustand zu sein? (z. B. die Annahme, dass dieser Zustand nur ohne Tinnitus zu haben sei; die Ansicht »Ich kann nichts tun«; das Gefühl von Hilflosigkeit)
- Was müsste ich aufgeben, um in den gewünschten Zielzustand zu gelangen? (z. B. ständiges Grübeln über die Ursachen des Ohrgeräusches; meine Angst vor der Zukunft; die Zweifel an meiner positiven Entwicklung)
- Was würde es mir dennoch ermöglichen, den gewünschten Zielzustand zu erlangen? (z. B. das Gefühl von innerer Stärke, Vertrauen oder innerer Sicherheit)

Notieren Sie Ihre Antworten.

5. Stecken Sie einen Zeitrahmen ab

Jede Entwicklung braucht Zeit. So auch Ihre Entwicklung vom Tinnitus-Betroffenen zu jemandem, der auch mit dem Ohrgeräusch wieder Freude am Leben hat. Viele Menschen haben ein erstaunlich gutes Gespür dafür, wie lange sie für diese Entwicklung etwa brauchen werden.

- Welchen Zeitraum halten Sie für realistisch, um Ihr Ziel zu erreichen?

Schreiben Sie Ihre Antwort auf.

6. Wenn das Ziel erreicht ist

Der Einsatz für Ihr Ziel sollte sich wirklich lohnen. Beleuchten Sie daher jetzt schon einmal für sich, was durch das Erreichen Ihres Ziels für Sie möglich wird. Dazu wiederum einige Fragen:

- Wie wird sich das Erreichen Ihres Ziels auf Ihre Lebensbereiche auswirken? Was wird dadurch möglich?
  - Für Sie persönlich
  - Im Beruf
  - In der Familie
  - In der Partnerschaft

Das Ziel loslassen

Sie haben nun die wesentlichen Eckpunkte Ihres Gesundheitsziels beleuchtet. Damit haben Sie bereits wichtige Voraussetzungen dafür geschaffen, dass sich Ihr Gehirn auf der bewussten und unbewussten Ebene in der gewünschten Weise organisieren kann.

Statt ungeduldig und fortwährend auf Ihr Ziel fixiert zu sein, sollten Sie es jetzt loslassen. Entspannen Sie sich. So bleiben Sie offen für wichtige und interessante andere Dinge »am Wegesrand«. Vor jeder neuen Entwicklung gibt es eine Zeit, in der wir zweifeln und hadern. Wenn sie zurückblicken, erkennen die meisten Menschen bestimmte »Wegmarken« in ihrem Leben, an denen sie neue und wichtige Entwicklungsschritte gemacht haben, die sie sich kurz zuvor nie zugetraut hätten. Dennoch haben sie diese Entwicklungsschritte gemeistert und dabei positive Lernerfahrungen gemacht. Vielleicht stehen Sie auch jetzt mit Ihrem Ohrgeräusch wieder vor einem wichtigen Entwicklungsschritt in Ihrem Leben?!

»Gegen Zielsetzung ist nichts einzuwenden, sofern man sich nicht von interessanten Umwegen abhalten lässt.«

Mark Twain

HINWEISE FÜR IHR ÜBUNGSPROGRAMM

INFO

- Grundsätzlich können Sie sich Ihr ganz persönliches Programm aus den Basis- und Aufbau-Übungen zusammenstellen, die Ihnen am besten gefallen. Alle Übungen sind so konzipiert, dass Sie mit jeder Wiederholung etwas Neues entdecken können.
- Bitte lesen Sie sich jede Übung zunächst ganz durch (einschließlich Fallbeispiel und Tipps), vergegenwärtigen Sie sich dann die einzelnen Schritte und führen Sie sie schließlich durch.
- Sie können die Übungsanleitung auch auf einen Tonträger (z. B. Kassette) aufsprechen, oder Sie bitten einen Freund oder Ihren Partner, Ihnen den Übungstext langsam vorzulesen.
- Lassen Sie sich genügend Zeit für die Übung. Tragen Sie bequeme Kleidung und üben Sie an einem Ort, wo Sie ungestört sind.
- Die meisten Basis-Übungen sowie die 1. und 2. Aufbau-Übung können Sie täglich und auch mehrmals am Tag durchführen. Alle zwei bis drei Tage empfehle ich eine der komplexer wirksamen Aufbau-Übungen. Lassen Sie zwischen den Aufbau-Übungen einige Tage Zeit, damit sich die Wirkung optimal entfalten kann.
- Die 4. und 5. Basis-Übung sind gute Vorübungen für die Aufbau-Übungen 3 bis 10.
- Wenn Sie bei der einen oder anderen Übung beim ersten Mal keinen Effekt spüren, heißt das nicht, dass sie bei Ihnen nicht wirkt. Probieren Sie dieselbe Übung zwei oder drei Tage später noch einmal aus.

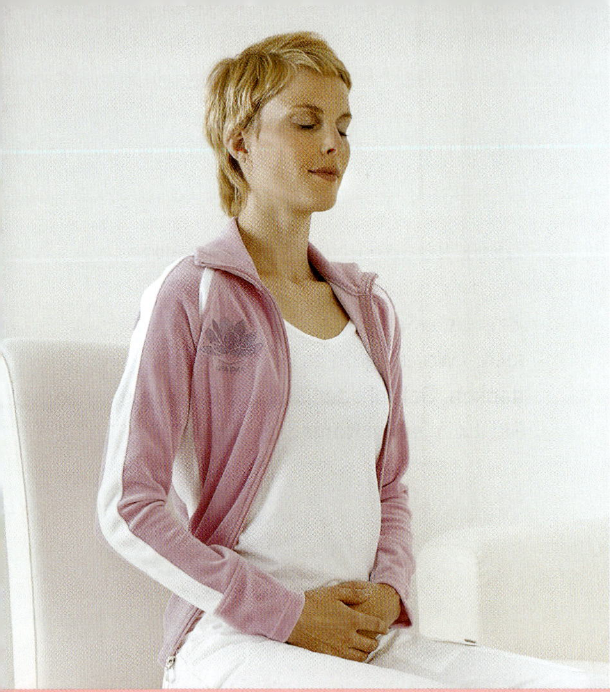
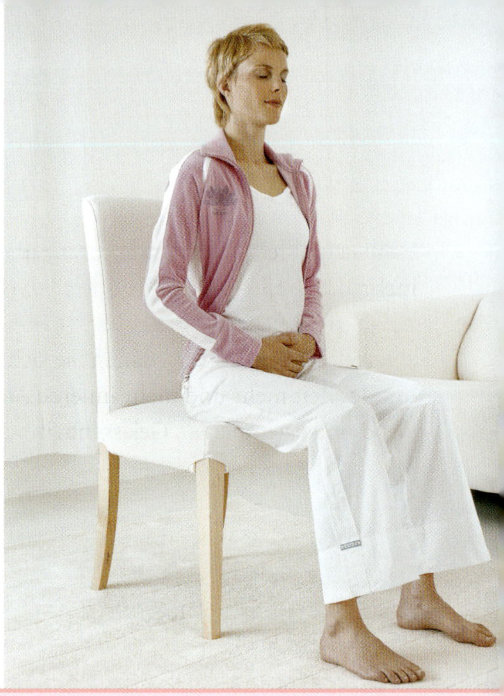

Basis-Übungen

Jede der folgenden sechs Basis-Übungen können Sie täglich oder auch mehrmals am Tag durchführen.

1. Atemübung

Die erste Basis-Übung ist eine einfache Übung zur Entspannung und Zentrierung, bei der Sie ganz bewusst Ihren Atem beobachten. Bei den meisten Menschen treten nach ein paar Atemzügen andere Dinge ins Bewusstsein: Gedanken, Körperempfindungen, Gefühle, äußere und innere Geräusche oder Bilder. Doch statt zu versuchen, diese Dinge zu verdrängen oder dagegen anzukämpfen – was sie meist nur noch mehr ins Bewusstsein bringt –, oder sich von ihnen gefangen nehmen zu lassen, bitte ich Sie, diese Gedanken und Empfindungen einfach wahrzunehmen, zu benennen und weiterziehen zu lassen, um sich dann wieder Ihrem Atem zuzuwenden.
So wie Sie nicht in jeden Zug einsteigen, wenn Sie am Bahnsteig stehen, entwickeln Sie mit dieser Übung gewissermaßen »am

Bahnsteig Ihres Bewusstseins« mehr und mehr Wahlfreiheit, ob und in welchen Ihrer »Gedankenzüge« Sie einsteigen wollen. Auf diese Weise verschaffen Sie sich mit der Zeit mehr und mehr inneren Abstand und gewinnen an Gelassenheit.

Durchführung (15–25 Minuten)

- Setzen Sie sich in aufrechter Haltung bequem hin. Das Becken sollte dabei nicht nach hinten abknicken, sondern etwas nach vorn geneigt sein. Die Füße stehen fest auf dem Boden. Der Kopf ist etwas geneigt.
- Legen Sie beide Hände auf den Unterbauch unterhalb des Bauchnabels und schließen Sie die Augen. Beobachten Sie nun den Atem ... Lassen Sie ihn ganz natürlich fließen. Spüren Sie, wie sich die Bauchdecke des Unterbauches beim Ein- und Ausatmen bewegt ...

  Wenn Gedanken, Körperempfindungen, Gefühle, Geräusche oder Bilder in Ihr Bewusstsein treten, fragen Sie sich einfach: »Worum geht es bei diesem Gedanken, Gefühl oder Geräusch?« Geben Sie ihnen einen Namen, ein Etikett, ohne auf die Inhalte näher einzugehen – gerade so, als wenn Sie in einen Aktenordner schauen, um sich kurz über den Inhalt zu informieren, und dann ein Etikett auf den Ordnerrücken kleben (z. B. »Angst« oder »Ohrgeräusch«).
- Wenden Sie sich nun wieder Ihrem Atem zu und beobachten Sie ihn. Spüren Sie, wie sich die Bauchdecke des Unterbauchs beim Ein- und Ausatmen bewegt, bis etwas anderes auftaucht. Verfahren Sie damit genauso wie oben beschrieben. Kehren Sie danach mit Ihrer Aufmerksamkeit jedes Mal wieder zu Ihrem Atem zurück.

REGELMÄSSIG ÜBEN

TIPP

Die Atemübung eignet sich am besten für den Tagesbeginn. Statt sich sofort nach dem Aufstehen in der Geschäftigkeit des Alltags zu verlieren, wenden Sie sich mit dieser Übung zunächst einmal sich selbst zu. So schöpfen Sie innere Kraft für den Tag und können Alltagsdinge viel gelassener nehmen.
Lassen Sie diese Atemübung zur täglichen Routine werden wie Duschen oder Zähneputzen – eine regelmäßige »Reinigung« und Beruhigung für Seele und Geist.
Um während der Übung nicht auf die Zeit achten zu müssen, stellen Sie einen elektronischen Timer mit einem leisen Tonsignal auf die Dauer der Übung ein.

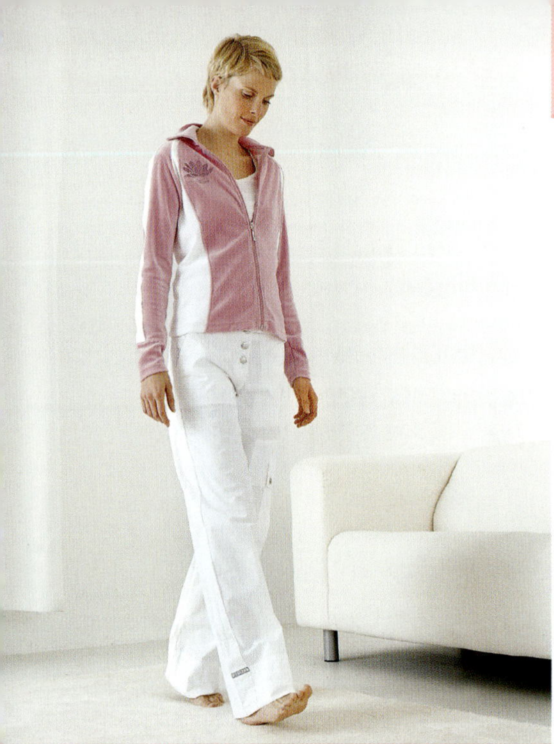

1

2. Gehmeditation

Auch die Gehmeditation ist eine einfache Methode, innere Ruhe und Achtsamkeit zu entwickeln. Sie können sie in den Alltag einbauen, etwa nach einem hektischen Arbeitstag auf dem Weg nach Hause. Das Wesen dieser Übung liegt darin, die langsame natürliche Gehbewegung zu nutzen, um zugleich Achtsamkeit, Gelassenheit und wache Präsenz zu schulen. Nach kurzer Zeit werden Sie lernen, das Gehen selbst zu genießen, mehr und mehr zur Ruhe zu kommen und sich zu sammeln.

Durchführung (15–20 Minuten)

Wählen Sie einen ruhigen Ort drinnen oder draußen, wo Sie jeweils etwa 30 Schritte hin und her gehen können.

- Stellen Sie sich zunächst am Ende der vorgesehenen Strecke hin und sammeln Sie sich. Schließen Sie die Augen und spüren Sie Ihre Fußsohlen auf dem Boden. Öffnen Sie die Augen und richten Ihren Blick auf einen Punkt etwa 40 Zentimeter vor Ihnen auf dem Boden. 1
- Beginnen Sie nun ganz langsam und bewusst zu gehen, in einer Haltung der Achtsamkeit für jeden einzelnen Schritt. Spüren Sie, wie Sie jeweils den Fuß und das Bein anheben und wie Ihre Fußsohlen beim Auftreten wieder den Boden berühren ... Gehen Sie auf diese Weise etwa 30 Schritte. Am Ende des Weges drehen Sie sich langsam

Variation: einen Achtsamkeitsbogen um den Tag spannen

Führen Sie die Atemübung wie beschrieben einige Male durch und schließen Sie sie auf folgende Weise ab:

- Nehmen Sie den Tag vorweg. Richten Sie Ihre Aufmerksamkeit auf die Dinge, die Sie heute zu tun haben. Auf die Menschen, die Sie heute treffen, die Verpflichtungen, die Sie heute haben, auf die angenehmen Dinge, auf die Sie sich freuen. Wenn Sie sich in Bezug auf eine Situation oder Person Sorgen machen, so überlegen Sie, wie Sie am besten damit umgehen wollen und was Sie dazu bräuchten. Dann öffnen Sie die Augen und stellen sich dem Tag.

um und halten kurz inne, um für den ersten Schritt zurück wieder ganz präsent zu sein.

- Gehen Sie auf diese Weise wiederholt auf und ab. Wahrscheinlich werden Sie bemerken, dass Ihr Geist beim Gehen viele Male abschweift. Das ist in Ordnung. Benennen Sie einfach, wo Ihre Aufmerksamkeit gewesen ist (beim »Denken«, beim »Hören«, beim »Planen«, beim »Erinnern« ...).
  Wenden Sie sich dann wieder dem Gehen zu und spüren den nächsten Schritt. Egal, ob Sie einige Sekunden oder zehn Minuten lang »abwesend« waren, registrieren Sie einfach, wo Ihre Aufmerksamkeit gewesen ist und kommen Sie zurück, um mit dem nächsten Schritt wieder achtsam im Hier und Jetzt zu sein.

3. Spiel mit den Farben der Entspannung

Immer wieder kann man erleben, wie unser Körper auf Stresssituationen mit vermehrter Anspannung der Muskeln reagiert, beispielsweise bei Schreckreaktionen: Der Atem stockt, wir ziehen die Schultern ein, verkrampfen uns und so weiter. Natürlicherweise folgt dieser Anspannung eine Entspannungsphase, wenn der Schreck vorbei ist: Wir atmen auf und vermehrt aus, tun einen Seufzer, die Muskulatur löst sich. Nimmt die Häufigkeit an Stressoren jedoch derart zu, dass den Anspannungsphasen keine Entspannungsphasen mehr folgen können, da schon der nächste Stressor folgt, entsteht eine anhaltende Verspannung bestimmter Muskelgruppen, zumeist im Schulter-, Nacken- und Kieferbereich.
Dennoch: Unser Organismus ist nicht immer und überall gleichermaßen verspannt. Selbst bei starkem Stress gibt es Körperzonen, die durchaus entspannt oder zumindest nicht wesentlich an der Stressreaktion beteiligt sind – selbst wenn dies nur der kleine Zeh ist. Die Strategie dieser Übung besteht darin, sich die gestressten Bereiche des Körpers bewusst zu

TIPP: ACHTSAM GEHEN

Besonders schön ist die Gehmeditation frühmorgens bei Sonnenaufgang, barfuß auf einem taufeuchten Rasen. Mit etwas Übung können Sie die Übung auch im Alltag anwenden, etwa wenn Sie einkaufen, zum Bus oder zur U-Bahn gehen.
Variieren Sie die Geschwindigkeit beim Gehen, bis Sie die für Sie geeignete gefunden haben, bei der Sie beobachten können, wie Ihre Gedanken fließen, so wie Wolken, die am Himmel vorbeiziehen.

machen. Gleichzeitig können Sie Bereiche wahrnehmen, die sich angenehm und gesund anfühlen. Diese neutralen oder positiven Empfindungen lassen sich dann meist in die gestressten Körperbereiche verschieben.

Durchführung (15 Minuten)

- Setzen Sie sich bequem auf einen Stuhl. Der Oberkörper ist aufrecht, das Becken leicht nach vorn geneigt, die Hände liegen auf den Oberschenkeln. Schließen Sie die Augen sanft und beobachten Sie Ihren Organismus ...
- Indem Sie ihn von unten nach oben mit dem Scheinwerfer Ihrer Aufmerksamkeit »scannen«, finden Sie heraus, welcher Körperbereich sich am verspanntesten anfühlt ...
  Angenommen dieser verspannte Bereich Ihres Körpers, wie Sie ihn jetzt gerade spüren, hätte eine Farbe, welche wäre das?
- Beobachten Sie diese Farbe vor Ihrem inneren Auge einmal genau. Machen Sie sich bewusst, welche Ausdehnungen und Grenzen sie hat. Ist die Farbe überall gleichermaßen intensiv? Welche Automarke kennen Sie in dieser Farbe?
- Finden Sie nun den Teil Ihres Körpers, der sich genau gegenteilig anfühlt, vielleicht kühl und leicht, entspannt und gesund ... Angenommen dieser Bereich hätte eine Farbe, welche wäre das gerade jetzt?
- Beobachten Sie diese Farbe vor Ihrem inneren Auge. Angenommen Sie könn-

INFO

SPIEL MIT FARBEN – EIN BEISPIEL

Ich spüre eine starke Verspannung im oberen Rückenbereich, ein Ziehen und Stechen. Wenn dieses Gefühl eine Farbe wäre, dann dunkelrot mit kleinen Lichtreflexen. Die Farbe erinnert mich an die Automarke X.
Der Körperteil, der sich genau gegenteilig anfühlt, sind meine Füße. Sie sind angenehm und leicht. Wenn dieses Gefühl eine Farbe hätte, wäre es hellblau. In diese Farbe einzutauchen, wäre erfrischend und belebend.
Die Farbe breitet sich vor meinem inneren Auge zunächst die Waden entlang in die Wirbelsäule aus. Sie breitet sich von den Seiten her auf den gesamten Rückenbereich aus und vermischt sich hier und da mit dem Rot zu einem Lila.
Ich spüre die Stelle am Rücken noch, aber sie fühlt sich wesentlich entspannter an. Der gesamte Rücken fühlt sich leichter an als zuvor.

ten in diese Farbe eintauchen, wie würde sich das anfühlen?
Erlauben Sie, dass diese Farbe vor Ihrem inneren Auge damit beginnt, sich auf andere Körperbereiche auszudehnen ...

- Verfolgen Sie diesen Prozess weiter. Beobachten Sie schließlich, was geschieht, wenn sich diese Farbe mit derjenigen des verspannten Körperbereichs vermischt, bis die Farben sich auf spezielle Weise arrangiert haben oder auch mehr und mehr ineinander übergangen sind.
  Wie ist es, wenn Sie die jeweiligen Körperbereiche jetzt spüren?

4. Das Vorstellungsvermögen trainieren

Diese und die beiden folgenden Übungen nutzen die Kraft innerer Bilder, die wir aus unseren nächtlichen Träumen kennen. Die Vorstellungskraft ist allerdings nicht bei allen Menschen von vornherein gleich. Mit dieser einfachen Imaginationsübung können Sie Ihr Vorstellungsvermögen trainieren.

Durchführung (10–15 Minuten)

- Zeichnen Sie eine geometrische Figur (Kreis, Quadrat, Dreieck) auf ein Blatt Papier. Dann schließen Sie die Augen und stellen sich diese Figur vor Ihrem inneren Auge vor.
- Studieren Sie nun kurz einen Gegenstand (einen Apfel, eine Lampe, eine Pflanze o. Ä.). Schließen Sie dann die Augen und stellen Sie sich diesen Gegenstand vor.
- Schließen Sie die Augen und stellen Sie sich einmal den Raum vor, in dem Sie gerade sitzen.
- Stellen Sie sich nun ein Klassenzimmer aus Ihrer Schulzeit vor.
- Stellen Sie sich eine Tulpe, einen Tiger, ein Schiff oder eine Insel vor.
- Vergegenwärtigen Sie sich zum Schluss einen Menschen, den Sie kennen.

5. Ruhebild

Jeder kennt das: Die inneren Bilder und Filme in unseren Träumen haben unmittelbare und vielfältige Auswirkungen: Freude, Lust, Erregung, Herzklopfen, Angst, Schweißausbruch und so weiter. Unser Gehirn verarbeitet diese Bilder so, als ob die Situation real sei.
Mit dieser Übung lernen Sie, gesundheitsförderliche innere Bilder zu entwickeln, um jederzeit in einen angenehmen Zustand der inneren Ruhe und Entspannung gehen zu können.

Durchführung (15–20 Minuten)

- Setzen Sie sich bequem auf einen Stuhl, der Oberkörper ist aufrecht, die Füße stehen auf dem Boden, die Hände liegen auf den Oberschenkeln.

- Beobachten Sie Ihren Atem, wie er kommt und geht. Nehmen Sie wahr, wie Sie mit jedem Atemzug mehr und mehr zu sich kommen ... Während Sie Ihren Atem beobachten, versuchen Sie die Übergänge zu spüren, bei denen das Einatmen ins Ausatmen umschlägt und das Ausatmen ins Einatmen. Halten Sie an diesen Punkten kurz inne, bis Ihr Körper die anstehende Atemphase ganz von selbst beginnt ...
  Lassen Sie zu, dass Ihr Organismus das Atmen für Sie übernimmt, während Sie das Atmen einfach noch eine ganze Weile beobachten ...
- Während Sie innerlich mehr und mehr zur Ruhe kommen, lassen Sie vor Ihrem inneren Auge das Bild einer Landschaft aufsteigen, die Ruhe und Frieden ausstrahlt: eine angenehme und schöne Erinnerung oder Fantasie, wie etwa die glatte Oberfläche eines Waldsees in der Abendsonne ...
- Erforschen Sie dieses Ruhebild mit allen Sinnen. Was sehen Sie vor Ihrem inneren Auge? Welche Farben, Dinge, Lebewesen? Was spüren Sie? Die Temperatur? Den Wind? Sich selbst? Vielleicht gibt es da auch etwas, das Sie riechen können, etwa das Gras?
- Schauen Sie sich das Bild mit seinen Einzelheiten vor Ihrem inneren Auge noch mal als Ganzes an und lassen Sie es auf sich wirken. Erlauben Sie sich, diesen Anblick ab und an wieder zu genießen. Dann öffnen Sie Ihre Augen.

TIPP

DAS RUHEBILD IM ALLTAG NUTZEN

Rufen Sie Ihr inneres Ruhebild zunächst mehrere Male am Tag wieder auf. So wird es mit jedem Mal stabiler und steht Ihnen in Alltagssituationen schnell zur Verfügung, wenn Sie Entspannung brauchen. Auch zum Einschlafen ist das Ruhebild überaus nützlich.
Wenn Sie mehrere innere Ruhebilder in sich haben, sollten Sie vorerst bei einem bleiben. Wählen Sie dazu das für Sie stimmigste und kraftvollste aus.

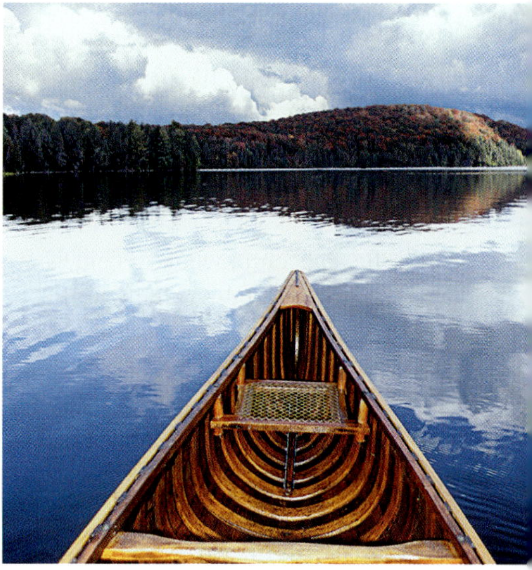

6. Die Botschaften des Organismus

Sie kennen das: Manche Menschen sind uns auf Anhieb sympathisch und andere nicht, obwohl wir noch kein Wort mit ihnen gewechselt haben. Ohne sie zu kennen, fühlen wir uns in Gegenwart bestimmter Menschen wohl, bei anderen nicht. Oder: Haben Sie sich schon einmal gefragt, wie und wonach Sie in einem Restaurant ein bestimmtes Gericht oder eine bestimmte Eissorte auswählen? Sicher könnten Sie diese Wahl ausschließlich nach rein verstandesmäßigen Gesichtspunkten treffen, etwa nach der Zusammensetzung, Kalorienzahl, dem Preis und so weiter. Dabei ist allerdings die Wahrscheinlichkeit recht hoch, dass es Ihnen dann nicht recht schmeckt und das »gute Bauchgefühl« ausbleibt. Warum? Die moderne Hirnforschung zeigt, dass an diesen Phänomenen sowie bei Entscheidungen solcher Art im Wesentlichen unsere unwillkürlichen Körperempfindungen und Gefühle beteiligt sind – weit mehr als bisher angenommen. Doch die Fähigkeit, Körperempfindungen und Gefühle als »intuitives Wissen unseres Organismus« wahrzunehmen und in unser Leben bewusst mit einzubeziehen, ist heute bei vielen Menschen verkümmert. Dies hat häufig zunehmende Unzufriedenheit und Entfremdung von den eigenen Bedürfnissen und Neigungen zur Folge. Als »konzentrierte Erfahrungen« informieren uns jedoch gerade »Bauchgefühle« oder »Herzensgefühle« über unsere ureigensten Bedürfnisse und darüber, was im Leben für uns gut und stimmig ist. Dies ist von wesentlicher Bedeutung für unsere Gesundheit (siehe Kapitel »Salutogenese« ab Seite 61).

Die folgende Übung hilft Ihnen, Ihre Körperempfindungen und Gefühle als Körperbotschaften wieder bewusst wahrzunehmen und sie neben dem Verstand als wichtige Informationsquellen im Alltag zu nutzen. Das schult Ihren Körpersinn und dient dem Ausbau Ihrer intuitiven Fähigkeiten.

Über Ihren Körpersinn als »innere Führung« erfahren Sie, was für Sie im Leben »stimmig« ist und was nicht. Denn Ihr Organismus ist der Sensor für gesunde Lebenskonzepte!

Die Übung ist einfach und überall anwendbar. Sie eignet sich besonders auch für Menschen, die – außer unter Ohrgeräuschen – unter einer übermäßigen Geräuschempfindlichkeit (Hyperakusis) leiden und ihren Körpersinn oft zu Gunsten der Wahrnehmung von Geräuschen vernachlässigen.

Durchführung (15–20 Minuten)

Menschen haben ganz unterschiedliche »Ausstrahlungen«. Doch wie nehmen Sie diese unsichtbare Wirkung wahr? Um das herauszufinden, achten Sie in dieser

Übung besonders auf das, was Sie spürbar wahrnehmen. Vielleicht ist es hilfreich, sich vorzustellen, Sie seien ein Wesen aus einer anderen Welt, das hier auf dem Planeten anthropologische Feldstudien durchführt und mit den empfindsamen Sensoren seines Körpers unterschiedliche »Ausstrahlungen« von Menschen erforscht.

- Begeben Sie sich in eine alltägliche Situation und stellen Sie sich bewusst (aber unauffällig) neben einen Menschen (z. B. beim Bäcker, in einer Warteschlange), ohne diese Person direkt anzuschauen.
- Nutzen Sie nun Ihren Körper als Wahrnehmungsorgan für Empfindungen, die dieser Mensch bei Ihnen auslöst. Was können Sie in Ihrem Körper spüren? Wärme, Kälte, Enge, Leichtigkeit, Druck? Wo nehmen Sie dies wahr?
- Stellen Sie sich nun neben einen anderen Menschen und beobachten Sie, welche Körperempfindungen sich jetzt einstellen. Versuchen Sie diese wieder möglichst sinnlich-konkret zu beschreiben (warm, kalt, eng, weit ...).
- Wiederholen Sie die Übung mit verschiedenen Menschen und achten Sie auf Unterschiede.

Variation 1: Entscheidungen treffen

Wenn Sie im Umgang mit den intuitiven Körperbotschaften bei Entscheidungen noch wenig vertraut sind, sollten Sie mit einfachen Übungen anfangen, bis Sie darin sicherer geworden sind. Eine dieser Übungen ist von der Schweizer Psychologin Maja Storch in jüngster Zeit als »Pizza-Probe« bezeichnet worden (siehe »Bücher, die weiterhelfen«, Seite 122). Wenn Sie das nächste Mal eine Pizzeria aufsuchen, gehen Sie die Speisekarte mit den beschriebenen Pizza-Variationen auf folgende Weise durch:

- Stellen Sie sich die jeweilige Pizza-Variation möglichst »lebhaft«, das heißt sinnlich-konkret vor: wie sie aussieht, riecht und schmeckt ...
- Achten Sie nun auf Ihr Körperempfinden und das Gefühl, das diese Vorstellung begleitet. Ist es vielleicht ein Gefühl von »Buah, besser nicht ...« oder »Na ja, ganz okay« oder »Hmm, sehr lecker, die nehm' ich!«?
- Gehen Sie dann die anderen Pizza-Variationen der Karte durch und testen Sie diese mit Ihrem »Bauchgefühl« auf gleiche Weise.

Es ist zu empfehlen, die Pizza-Variation mit der eindeutig stimmigsten Antwort Ihres Organismus auszuwählen. Vorausgesetzt die Speisekarte hält, was sie verspricht, dürften Sie mit Ihrer Wahl sehr zufrieden sein.

Um im Kontrast dazu herauszufinden, wie sich »falsche Entscheidungen« anfühlen, experimentieren Sie doch einmal damit, sich bewusst gegen Ihr Bauchgefühl oder für einen Kompromiss zu entscheiden.

Variation 2: Bedürfnisse spüren

Heute wird oft mit Sprüchen geworben wie »Entdecke die Möglichkeiten!«. Doch das Finden von Möglichkeiten allein macht noch nicht glücklich. Denn jetzt haben Sie die Qual der Wahl, je mehr Möglichkeiten, desto schlimmer. Die rein verstandesmäßige Abwägung des Für und Wider führt bei der Auswahl oft nicht weiter, sondern erhöht die Verwirrung. Neuere Untersuchungen bestätigen: Menschen organisieren ihr Leben nicht in erster Linie nach Möglichkeiten, sondern vor allem nach Bedürfnissen. Doch kennen Sie eigentlich Ihre Bedürfnisse? Wie merken Sie, was Ihnen gut tut und was Sie wollen? Mit der folgenden Übung können Sie Ihre ganz persönlichen Bedürfnisse näher erforschen. Nehmen Sie sich etwa einen halben Tag Zeit zum Üben, zum Beispiel einen Sonntagvormittag.

- Beginnen Sie, indem Sie sich fragen: »Wenn ich heute auf ganz besondere Weise für mich sorgen würde, so dass es mir wirklich gut geht, was bräuchte ich dann?« Oder: »Womit könnte ich mir heute zeigen, dass ich mich wirklich mag?«, »Was würde ich dann essen?«, »Wie würde ich dann meinen Körper pflegen?«, »Wie würde ich mich dann kleiden?«, »Was würde ich dann am liebsten tun (oder lassen)?«, »Welche Menschen hätte ich dann gerne um mich?«, »Worum würde ich meinen Partner oder meine Familie bitten?«
- Warten Sie stets mit der Antwort, bis sich die jeweilige Frage innerlich gesetzt hat (mindestens 10–15 Sekunden), bis sie gewissermaßen spürbar »im Bauch« angekommen ist.
- Lassen Sie dann Ihren Organismus antworten, indem Sie auf jede Frage möglichst drei Antworten einfach »aus dem Bauch heraus« aufsteigen lassen und für sich notieren. Auf diese Weise entsteht die ganz persönliche »Menü-Karte« Ihrer persönlichen Bedürfnisse für den Tag.

Gehen Sie Ihre Antworten nochmals durch. Stellen Sie sich die einzelnen Punkte möglichst lebhaft vor und achten Sie dabei auf Ihr Körperempfinden. Was »meint« Ihr Organismus zu der jeweiligen Vorstellung? ... Benoten Sie sie und treffen Sie dann Ihre Wahl.

TIPP

ENTSCHEIDUNGSHILFE IM ALLTAG

Nach Art der »Pizza-Probe« können Sie die Übung in zahlreichen Variationen und Situationen durchführen: Bei der Wahl Ihrer Freizeitaktivitäten, eines Kleidungsstücks, Ihres Urlaubsortes, der Einrichtung und Gestaltung eines Raumes, einer Stelle in der Natur, wo Sie Kraft tanken, und so weiter.

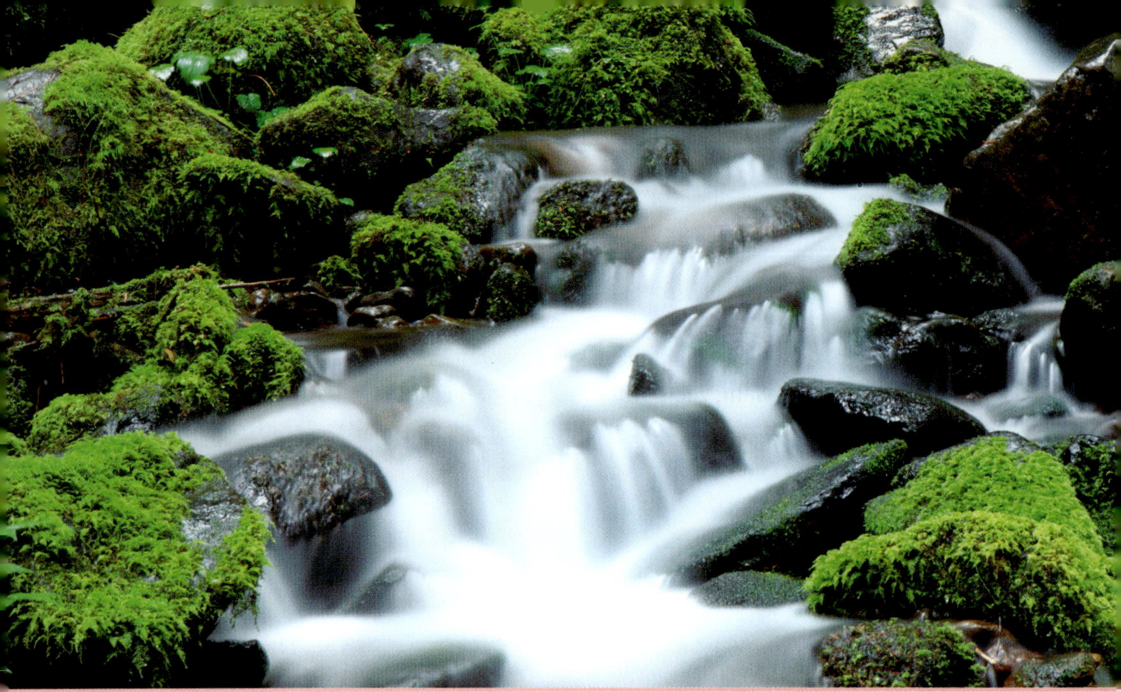

Aufbau-Übungen

Die Aufbau-Übungen 1 und 2 können Sie nach Belieben täglich durchführen, die Übungen 3 bis 10 maximal alle zwei bis drei Tage. Üben Sie lieber seltener, dafür aber mit ganzer Achtsamkeit.

1. Das Ohrgeräusch anders erleben

Was und wie wir etwas wahrnehmen, hängt wesentlich von unserem inneren Zustand ab: Mit dem Gefühl von Hunger werden Sie auf der Suche nach einem Parkplatz vor dem Restaurant gereizter auf Straßenlärm reagieren, als wenn Sie satt sind und zufrieden.
In ähnlicher Weise bemerken viele Betroffene, dass sie das Ohrgeräusch zu bestimmten Zeiten besser ertragen als zu anderen. Sie merken, dass positive Empfindungen erheblich dazu beitragen, das Ohrgeräusch erträglicher zu machen. Die nachfolgende Übung soll Sie darin unterstützen, solche positiven Zustände immer wieder zu aktivieren und im Umgang mit dem Ohrgeräusch zu nutzen.

Durchführung (5–10 Minuten)

Führen Sie zuvor eine Basis-Übung durch, zum Beispiel die Atemübung.

- Schließen Sie die Augen und nehmen Sie Ihr Ohrgeräusch so wahr, wie es für Sie in diesem Moment hörbar ist. Ordnen Sie seine Intensität einer Zahl zwischen 1 und 10 zu. Nehmen Sie wahr, was das Ohrgeräusch jetzt gerade in Ihrem Organismus auslöst. Welches Gefühl begleitet das Geräusch, und wo in Ihrem Körper ist dieses Gefühl gerade besonders stark spürbar?
- Denken Sie nun an eine angenehme Erfahrung in Ihrem Leben, an eine Situation, in der Sie »ganz Sie selbst« waren. Wann und wo war das? ... Eventuell mit wem? ...
  Lassen Sie diese Situation in Ihrem Inneren noch einmal lebendig werden: Was gab es für Sie zu sehen, riechen und schmecken? ... Was haben Sie in dem Moment empfunden? ... Wo in Ihrem Körper spüren Sie das stärkste Wohlbefinden und wie fühlt es sich genau an (weit, eng, kühl, warm o. Ä.)? ...
- Legen Sie eine Hand auf diese Körperstelle ... Richten Sie dann Ihre Aufmerksamkeit wieder auf den Tinnitus ... Was ist jetzt anders?

Variation: An einen lieben Menschen denken

- Schließen Sie die Augen und nehmen Sie Ihr Ohrgeräusch wahr, wie es für Sie in diesem Moment hörbar ist. Ordnen Sie seine Intensität wieder einer Zahl zwischen 1 und 10 zu. Nehmen Sie wahr, was das Ohrgeräusch jetzt gerade in Ihrem Organismus auslöst. Welches Gefühl begleitet das Geräusch, und wo in Ihrem Körper ist dieses Gefühl gerade besonders stark spürbar?
- Denken Sie nun an einen Menschen, den Sie sehr mögen oder sogar lieben. Lassen Sie ein Bild dieser Person vor Ihrem inneren Auge entstehen. Was empfinden Sie in Gegenwart dieser Person? Wo in Ihrem Körper können Sie dieses Gefühl am meisten spüren?
- Legen Sie eine Hand auf diese Körperstelle ... Richten Sie dann Ihre Aufmerksamkeit wieder auf den Tinnitus ... Was ist jetzt anders? ... Welches Gefühl stellt sich jetzt ein?

TIPP

KRAFTVOLLE ZUSTÄNDE AKTIVIEREN

Bei wiederholter Anwendung dieser Übung können immer wieder andere angenehme Erfahrungen, Situationen und Personen vor Ihrem inneren Auge auftauchen. Je mehr Sie diese inneren Bilder sinnlich-konkret mit allen Einzelheiten erforschen, umso leichter stellt sich ein kraftvoller innerer Zustand ein.

2. Dem Tinnitus eine neue »Färbung« geben

Das Problematische am Tinnitus ist bekanntermaßen dessen gedankliche und vor allem gefühlsmäßige Färbung. Dem einen flößt das Ohrgeräusch Angst ein, den anderen macht es aggressiv und wütend, wieder andere werden traurig. Mit dieser Übung können Sie als Betroffener erforschen, welche »Färbung« das Ohrgeräusch bei Ihnen hat und wie es durch Ihre Vorstellungskraft vielleicht ein wenig erträglicher wird.

Durchführung (10–15 Minuten)

- Machen Sie es sich auf einem Stuhl bequem. Der Oberkörper ist aufrecht, das Becken leicht nach vorn geneigt, die Hände ruhen auf den Oberschenkeln.
- Schließen Sie die Augen und achten Sie eine Weile auf Ihr Ohrgeräusch, so, wie es sich gerade jetzt anhört – in einem oder beiden Ohren oder auch in Ihrem Kopf. Falls Sie mehrere Geräusche wahrnehmen, wählen Sie eines davon aus.
- Angenommen, dieses Geräusch, so wie Sie es jetzt gerade wahrnehmen, hätte eine Farbe. Welche wäre das? Beobachten Sie diese Farbe vor Ihrem inneren Auge einmal genau ... Machen Sie sich bewusst, welche Ausdehnungen und Grenzen sie hat. Ist die Farbe überall gleichermaßen intensiv?
- Öffnen Sie nun kurz die Augen und blicken in den Raum, um Ihre Augen dann sogleich wieder zu schließen.
- Nehmen Sie Ihren Organismus wahr, indem Sie ihn von unten nach oben »scannen«. Finden Sie heraus, in welchem Bereich Ihres Körpers jetzt gerade am meisten Ruhe herrscht ...
- Angenommen, diese innere Ruhe, da, wo Sie sie jetzt gerade wahrnehmen, hätte eine Farbe. Welche wäre das? Beobachten Sie diese Farbe vor Ihrem inneren Auge ganz genau ... Welche Ausdehnungen hat sie?
- Wenn sich diese Farbe nun auf angenehme Weise in Ihrem Körper weiter ausdehnen könnte, wohin würde sie wohl zunächst gehen? ... Erlauben Sie, dass sich diese Farbe immer weiter ausbreitet ... Dann beobachten Sie, was entsteht, wenn sie sich früher oder später mit der »Farbe« des Tinnitus zu mischen beginnt ...
- Nehmen Sie wahr, was jetzt anders ist als zu Beginn der Übung.

3. Inneren Abstand gewinnen

Immer wieder berichten Betroffene, dass sie sich vom Tinnitus selbst oder den damit verbundenen Gefühlen bedrängt und in ihrem Erleben eingeschränkt fühlen. Körperlich ist dies oft als Enge oder Druck spürbar, zum Beispiel in der Brust oder

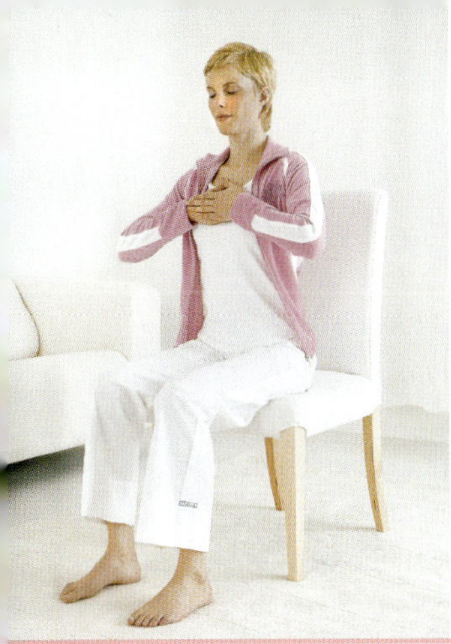

1

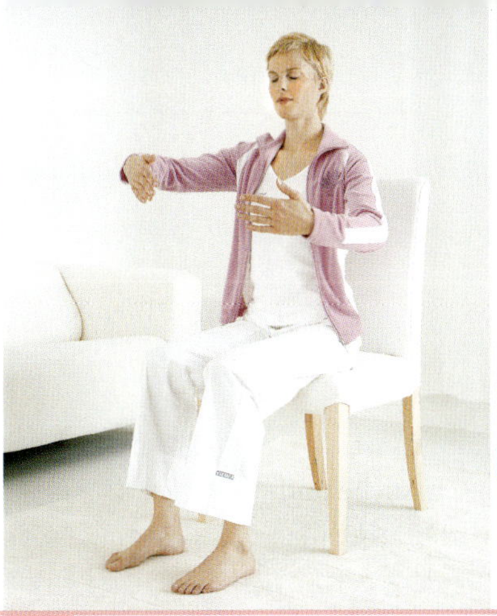

2

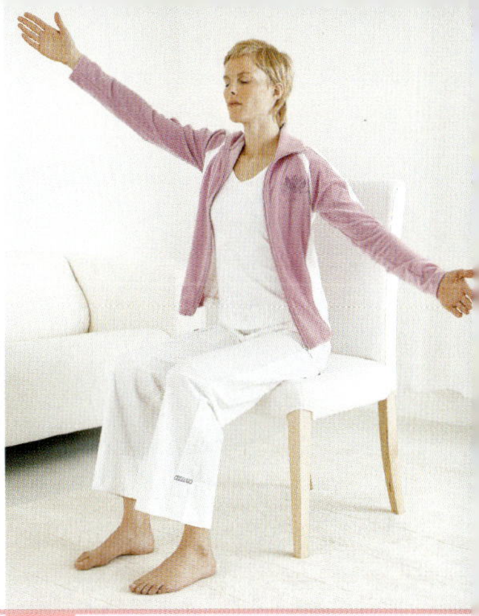

3

im Bauch. Nicht selten engen auch andere Belastungen des Alltags unseren »inneren Freiraum« auf diese Weise spürbar ein. Die folgende Übung unterstützt Sie darin, derartig einengende Gefühle zu verändern und einen durch imaginative Grenzen geschützten »inneren Freiraum« entstehen zu lassen.

Durchführung (15–20 Minuten)

- Schließen Sie die Augen und nehmen Sie Ihren Körper einmal von innen her wahr ... Wenn Sie auf diese Weise Ihren inneren sinnlichen Entfaltungsraum spüren: Wo erleben Sie ihn gerade am meisten eingeschränkt? ... Auf welche Weise (z. B. Druck auf der Brust)? ... Was ist es genau, das Sie auf diese Weise bedrückt? Das Ohrgeräusch? Das Gefühl, das es bei Ihnen auslöst?... Oder etwas ganz anderes?
- Legen Sie nun Ihre Hände auf die Stelle an Ihrem Körper, wo Sie sich am meisten bedrängt fühlen. 1
- Entfernen Sie die Hände dann langsam von dieser Stelle – dabei stellen Sie sich vor, dass sich all die Belastungen genau in dem Maße von Ihnen entfernen, wie Ihre Hände sich von Ihnen wegbewegen und dabei nach allen Seiten einen angenehmen Abstand schaffen ...
  Welchen Umfang hätte ein solcher »Frei- oder Schutzraum«, der einen guten Abstand zu den Dingen hält? Vielleicht 1 Meter ... 20 Meter ... 100 Meter oder mehr? 2
- Während Ihre Hände damit fortfahren, die Grenzen dieses Raums zu beschreiben, nehmen Sie einmal genauer wahr, was in diesem Raum vor Ihrem inneren Auge sichtbar wird. Welche Farbe hat dieser Raum? ... Wie ist die Decke beschaffen, wie der Boden? Oder ist er nach oben offen? Wie ist dieser Raum eingerichtet? ... Was empfinden Sie in diesem inneren Raum? 3
- Wie ist Ihre Beziehung von hier aus zu den Dingen oder Menschen »da drau-

ßen« beschaffen, so dass Sie einerseits frei und für sich, gleichzeitig aber in Verbindung sind? Wie sieht eine stimmige Abgrenzung nach außen aus?... Gibt es in diesem Raum vielleicht Türen und Fenster, die man öffnen und schließen kann? ... Einen Zaun, über den man schauen kann, eine durchsichtige Membran oder anderes als gute Abgrenzung nach außen?

- Während Sie in Ihrem »inneren Frei- oder Schutzraum« sind, stellen Sie sich nun zukünftige Situationen in Ihrem Alltag vor: Wie verändert sich Ihr Verhalten in Bezug auf die Dinge »da draußen«? ... Dann öffnen Sie die Augen.

4. Kraft der Imagination

Stellen Sie sich wieder vor, Sie hätten eine frische, gelbe, aufgeschnittene Zitrone vor sich. Sie beißen hinein und der saure, aromatische Saft verteilt sich auf Ihrer Zunge. Bei dieser Vorstellung läuft Ihnen wahrscheinlich das Wasser im Mund zusammen. Was zeigt Ihnen das? Ihre Vorstellungskraft ist so stark, dass es durch die Erzeugung eines rein mentalen Bildes zu körperlichen Reaktionen kommt. Und diesen Vorteil unseres Vorstellungsvermögens können Sie nutzen, um einschränkende Wahrnehmungen in gesundheitsfördernder Weise zu verändern. Die nachfolgende Übung soll Sie anregen, allein mit Hilfe Ihrer Vorstellungskraft das Ohrgeräusch zu verändern.

Durchführung (15–20 Minuten)

- Setzen Sie sich bequem hin. Der Oberkörper ist aufrecht, das Becken leicht nach vorn geneigt, die Füße stehen auf dem Boden, die Hände ruhen auf den Oberschenkeln. Schließen Sie die Augen und atmen Sie ein paar Mal tief durch.
- Nehmen Sie Ihr Ohrgeräusch wahr, so, wie es sich gerade jetzt anhört. Nehmen Sie wahr, wo Sie das Ohrgeräusch hören können. In einem Ohr, in beiden Ohren oder im ganzen Kopf?
- Führen Sie nun Ihren Zeigefinger an die Körperstelle, wo Sie den Tinnitus wahrnehmen. Falls Sie ein beidseitiges Geräusch haben, setzen Sie beide Finger ein. Führen Sie also den oder die Zeigefinger an die entsprechende(n) Stelle(n) an den Ohren oder am Kopf. Während Sie das Geräusch hören, spüren Sie nun jeweils die sanfte Berührung Ihres Fingers an der betreffenden Stelle ... 1
- Stellen Sie sich vor, dass sich das Geräusch nun genau in dem Maße immer mehr von Ihnen entfernt, wie Ihr Zeigefinger sich ganz langsam von jener Stelle an Ihrem Körper löst ... Je weiter sich der Finger vom Körper entfernt, desto ferner das Geräusch ...
  Es ist, als ob der Finger das Geräusch gleichsam mitnimmt ... bis der Finger

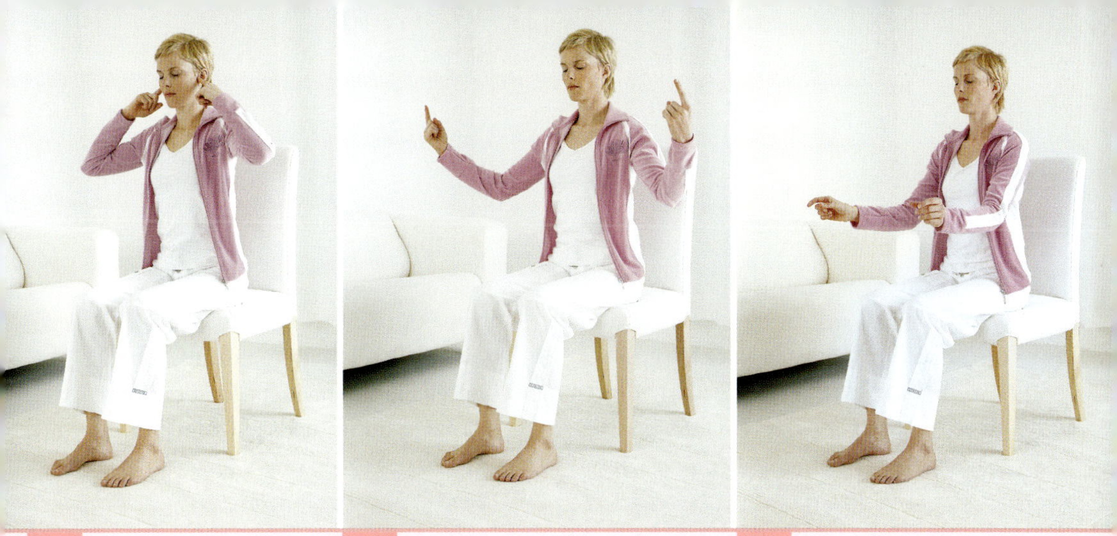

1 2 3

mit dem Geräusch in einer langsamen bogenförmigen Bewegung in einiger Entfernung vor Ihnen ankommt. 2

- Stellen Sie sich nun vor, dieses Geräusch dort vor Ihnen kommt aus einem Gerät (Radio, Fernseher o. Ä.) mit verschiedenen Knöpfen und Reglern für Lautstärke, Tiefen und Höhen, Feinabstimmung und so weiter.
- Beobachten Sie nun, was geschieht, wenn Sie beginnen, an diesen Reglern ganz langsam zu drehen ... am Lautstärkeregler und an den anderen. Experimentieren Sie mit verschiedenen Einstellungen ... Wählen Sie dann eine Einstellung, die Ihnen angenehm ist – und entspannen Sie sich. 3
- Lassen Sie Ihre Hände jetzt zur Ruhe kommen. Öffnen Sie dann die Augen und spüren Ihren ganzen Körper, so dass Sie wieder ganz wach, frisch und präsent sind. Wenn Sie mögen, räkeln Sie sich ein wenig.

Das Vorstellungsvermögen ist nicht bei allen Menschen von vornherein gleich. Wenn Sie merken, dass Sie mit dieser Übung Schwierigkeiten haben, machen Sie zunächst die Basis-Übung 4 »Das Vorstellungsvermögen trainieren«.

5. Kreative Arbeit mit Tinnitus-Sinnbildern

Bei der folgenden Übung entdecken viele Betroffene ihre lange verschüttete kreative und humorvolle Seite wieder und erleben, dass Tinnitus-Therapie auch Spaß machen kann.
Die Fragen hören sich vielleicht albern an, doch die Übung wirkt nur auf den ersten Blick trivial. Ich lade Sie ein, Ihr Tinnitus-Problem mit Hilfe von inneren Sinnbildern auf spielerische Weise näher zu erforschen und zu neuen Informationen und Lösungen zu gelangen.

Durchführung (15–20 Minuten)

Vergegenwärtigen Sie sich das Tinnitus-Problem und stellen Sie sich dann die folgenden Fragen. Antworten Sie möglichst spontan »aus dem Bauch heraus«.

- Erinnern Sie sich an eine Situation, als der Tinnitus einmal sehr laut und störend war.
  Was macht der Tinnitus dann mit Ihnen? Macht er Sie nervös, aggressiv, hilflos, ängstlich oder traurig?...
- Angenommen, der Tinnitus, wie Sie ihn in dieser Situation erleben, wäre ein Tier (A), das dies mit Ihnen macht.
  Was für ein Tier wäre das? Wo, in welcher Umgebung lebt dieses Tier in Ihrer Vorstellung? Was tut es dort gerade? ...
- Angenommen Sie wären ein Tier (B), das unter jenem Tier (A) zu leiden hat.
  Was für eines wäre das? Wo lebt dieses Tier in Ihrer Vorstellung?
- Wie weit sind die beiden Tiere A und B voneinander entfernt? ... Stehen Sie miteinander in Kontakt?
  Wie sind sie bislang miteinander umgegangen? ...
  Welche neue Art des Umgangs miteinander täte beiden gleichermaßen gut? ...
- Wenn das Tier B dem Tier A in die Augen schaut, welche Augenfarbe kann es dort sehen? Was strahlen diese Augen aus? Was empfindet B dabei?
- Wenn nun Tier A dem Tier B in die Augen schaut, welche Farbe kann es dort erkennen? Welche Ausstrahlung haben diese Augen? Was empfindet Tier A dabei?

INFO

SYMBOLE WIRKEN LASSEN

Wenn es Ihnen leichter fällt, können Sie nach Beantwortung der ersten drei Fragen die Übung auch mit Stofftier-Symbolen weiterführen.
Damit diese Übung auf unwillkürlicher Ebene weiterwirken kann, ist es ohnehin hilfreich, wenn Sie sich für Ihre inneren Sinnbilder entsprechende Stoff- bzw. Spielzeugtiere zulegen und mit ihnen auch im Alltag in Kontakt bleiben (in der Tasche zur Arbeit tragen, nachts auf den Nachttisch stellen o. Ä.). Achten Sie dabei auf Ihre Empfindungen und Assoziationen. Auf diese Weise werden fast nebenbei neue Lösungsmuster im Umgang mit Ihrem Ohrgeräusch angeregt.
Lassen Sie mit Ihrer Kreativität bei der Ausgestaltung der Geschichte freien Lauf.
Wenn Sie kleine Kinder haben, erzählen Sie ihnen mit den entsprechenden Stofftier-Symbolen weitere Episoden oder basteln Sie etwas zu diesen Figuren oder ...

- Lassen Sie die Tiere sich miteinander bekannt machen, auch mit Namen! Jedes soll berichten, was es besonders gut kann. Dann lassen Sie die Tiere verhandeln, was jedes braucht und wonach es sich sehnt, so dass eine neue Art der Kooperation zwischen beiden entsteht, von der beide einen Vorteil haben.
  Was würden die beiden gerne als Nächstes zusammen tun, vielleicht zunächst nur auf Probe?...
  Und wie ist es, wenn Sie sich vorstellen, was die beiden dabei miteinander erleben? ...
- Wie nehmen Sie bei dieser Vorstellung Ihr Ohrgeräusch wahr?

6. Imaginative Problem-Lösung

Fast alle Menschen haben in ihrem Leben leidvolle, aber auch angenehme und schöne Erfahrungen gemacht. Die meisten dieser Erfahrungen sind uns nicht bewusst. Mit der nachfolgenden Übung können Sie bislang ausgeblendete Kräfte, Lernerfahrungen und Fähigkeiten aus verschiedenen Bereichen Ihres Lebens mobilisieren und im Umgang mit Ihrem Ohrgeräusch nutzen.

Durchführung (10–15 Minuten)

Vorbreitend ist die Atemübung (Basis-Übung 1) zu empfehlen.

- Setzen Sie sich bequem hin, schließen Sie die Augen und lenken Ihre Aufmerksamkeit auf Ihre Füße, die fest auf dem Boden stehen.
- Vergegenwärtigen Sie sich Ihr Ohrgeräusch und was damit in den letzten zwei Wochen verbunden war: welches Körperempfinden, welche Gefühle, welche Gedanken, welche inneren Bilder?
- Lassen Sie dann vor Ihrem inneren Auge ein Sinnbild für dieses Erleben entstehen. »Es war gleichsam wie ...«
  Achten Sie auf das, was dieses innere Bild gerade zeigt ...
  Lassen Sie das Bild einen Moment lang dort, wo es in Ihrer Vorstellung jetzt gerade ist.
- Vergegenwärtigen Sie sich nun fünf bis zehn Ihrer positiven Eigenschaften, Qualitäten, Fähigkeiten oder angenehmen Erfahrungen aus Ihrem Leben. Lassen Sie sich dabei von folgenden Fragen leiten:
  Was schätze ich an mir am meisten?
  Was waren bisher die schönsten Erfahrungen in meinem Leben?
  Nehmen Sie das, was Ihnen spontan in den Sinn kommt.
- Lassen Sie nun auch dafür vor Ihrem inneren Auge ein Sinnbild entstehen, das für alle Ihre bislang erlebten – bewussten, aber auch unbewussten – hilfreichen Eigenschaften, Qualitäten, Fähigkeiten und angenehmen Erfahrungen steht ... Beachten Sie wiederum genau,

FALLBEISPIEL: KREATIVE ARBEIT MIT TINNITUS-SINNBILDERN

Der **62-jährige Verleger Roland M.** hat seit zehn Jahren eine fortschreitende Schwerhörigkeit und seit drei Jahren ein einseitiges dröhnendes Ohrgeräusch. Das hat ihn stets sehr beunruhigt und geängstigt (»Was wird aus mir?«) und daran gehindert, sich zu entspannen und abends einzuschlafen.

EINE HILFREICHE FABEL

In seiner Vorstellung war der Tinnitus ein fauchender Luchs mit tiefbraunen Augen im winterlichen Wald, einsam, getrieben, heimatlos. Er selbst sah sich als ein Eichhörnchen mit dunklen Augen am Waldesrand, ängstlich, flink und fleißig.

Bislang war das Eichhörnchen auf der Flucht vor dem Luchs und kam nie richtig zur Ruhe. Der Luchs war ständig auf der Jagd nach dem Eichhörnchen, wollte es aber entgegen seiner Erwartung eigentlich nicht fressen, da er sich sehr nach Gesellschaft sehnte. Sie tauschten ihre Namen aus und beschlossen etwas Neues auszuprobieren: Denn immerhin würde das Eichhörnchen mit Namen »Herbert« für den Luchs »Harry« eine neue und unterhaltsame Gesellschaft sein, und das Eichhörnchen wäre an der Seite des Luchses sicher und beschützt.

So liefen sie nun zusammen den Waldweg entlang, unterhielten sich über dies und das und hatten viel Spaß miteinander. Sie vereinbarten, sich von nun an öfter zu treffen.

DIE AUSWIRKUNG

Zunächst stand Roland dieser Art, mit Tiersymbolen zu arbeiten, sehr skeptisch gegenüber. Doch im Nachhinein fand er diese Übung sehr amüsant und überaus hilfreich, zumal er sein Ohrgeräusch fortan mit einem Schmunzeln vernahm – musste er doch dabei unwillkürlich an die beiden Figuren denken. Auch »schaute« er vor seinem inneren Auge hin und wieder einmal nach den beiden und stellte dabei fest, dass die zwei in der begonnenen Weise weitermachten. Der innere Veränderungsprozess lief weiter, ohne dass er sich darum kümmern musste.

Fortan reagierte Roland mit Gelassenheit auf das Ohrgeräusch und konnte abends ohne Schwierigkeit einschlafen. Wenige Monate später stellte er mit Freude fest, dass er das Ohrgeräusch immer wieder einfach vergessen hatte.

was dieses Bild im Einzelnen zeigt, und merken Sie sich, wo es sich vor Ihrem inneren Auge entwickelt.

- Betrachten Sie nun innerlich beide Bilder gleichzeitig nebeneinander. Erlauben Sie, dass eine Verbindung dieser beiden Bilder vor Ihrem inneren Auge sichtbar wird, die für Sie angenehm und stimmig ist ...
  Welche Gestalt hat diese Verbindung und wie ist sie beschaffen, in Farbe, Material, Beweglichkeit und so weiter? Welche Auswirkungen hat diese Art der Verbindung auf Ihr inneres Erleben?

Falls Sie mit dieser Übung Schwierigkeiten haben, sollten Sie zunächst die Basis-Übungen 4 und 5 machen.

7. Die Problem-Lösungs-Balance

Probleme (und auch Lösungen) betreffen uns immer ganzheitlich. Außer in unserem Denken und Fühlen drückt sich dies besonders in unserer Körperhaltung, unseren Bewegungen, unserem Gesichtsausdruck und unserer Stimme aus. Die folgende Übung nutzt die Körpersprache, um über das bewusste »Problemerleben« und dessen körperlichen Ausdruck zum »Lösungserleben« überzuleiten. Sie als Betroffener haben dabei zunächst die Gelegenheit, dem Ausdruck zu verleihen, was Sie mit Ihrem Ohrgeräusch leidvoll erleben. Das ist für viele Betroffene sehr entlastend.

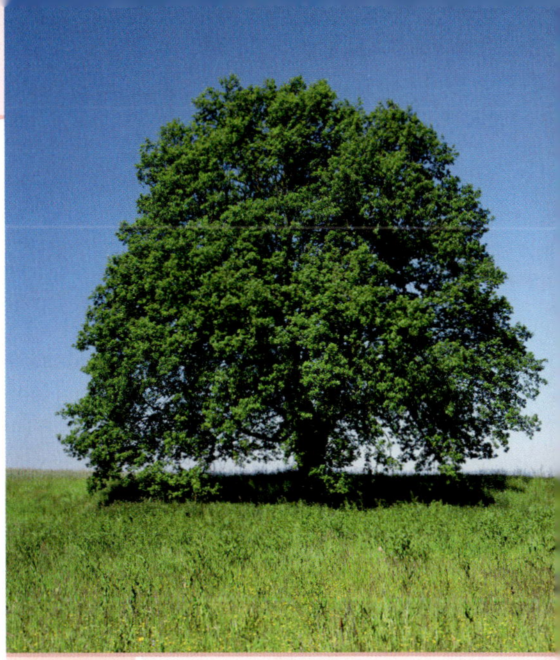

Ein solcher Baum ist ein Symbol für Lebenskraft und Stabilität.

Dann können Sie mit dieser Übung erforschen und erfahren, wie sich der gewünschte Lösungszustand, den Ihr Organismus bereits gespeichert hat, ganz konkret anfühlt. Wenn Ihnen auf diese Weise bewusst wird, wie sich die Lösung Ihres Problems anfühlt, das heißt, wohin es gehen soll, geben Sie Ihrem Gehirn konkrete Anhaltspunkte (Sinnesdaten) dafür, wie es sich organisieren muss.

Wie das funktioniert? Auf hirnbiologischer Ebene werden gewissermaßen die Nervenzellverbände, die bislang mit dem Problemerleben verbunden waren, und diejenigen, die für das Lösungserleben zuständig sind, »miteinander bekannt gemacht«. Ihre Aktivitäten werden mitein-

ander verwoben, so dass neuartiges Erleben und Verhalten entstehen kann.
Die Übung mutet etwas sportlich an und erinnert an Ski-Gymnastik. Deshalb ist sie in Fachkreisen auch als »Problem-Lösungs-Gymnastik« (Gunther Schmidt) bekannt. Der Effekt dieser Übung ist optimal, wenn Sie das Problem- und Lösungserleben jeweils nicht nur in einer Körperhaltung, sondern in einer Körperbewegung ausdrücken und diese etwas übertreiben. Nur Mut!

Durchführung (10–15 Minuten)

- Wählen Sie einen Raum, in dem Sie genügend Platz und Bewegungsfreiheit haben.
- Stellen Sie sich hin und nehmen Sie Ihren Tinnitus wahr – so, wie er sich gerade jetzt anhört ...
- Nehmen Sie wahr, was der Tinnitus gerade in Ihnen auslöst – an Körperempfindungen, Gefühlen und Gedanken. Nehmen Sie eine Körperhaltung ein oder bewegen Sie sich auf eine Weise, die zu diesen Empfindungen, Gefühlen und Gedanken passt ...
  Übertreiben Sie dabei ruhig ein wenig und unterstützen Sie diesen Ausdruck durch einen passenden Laut. 1
- Während Sie nun diese Körperhaltung einnehmen, beobachten Sie dabei etwa zwei bis drei Minuten lang, wie Sie atmen, wohin Sie schauen, welchen Gesichtsausdruck Sie zeigen, welche Kopf- und Körperhaltung Sie haben, wie Sie stehen ...
  Werden Sie sich auf diese Weise bewusst, wie Sie das Tinnitus-Problem gerade erleben.

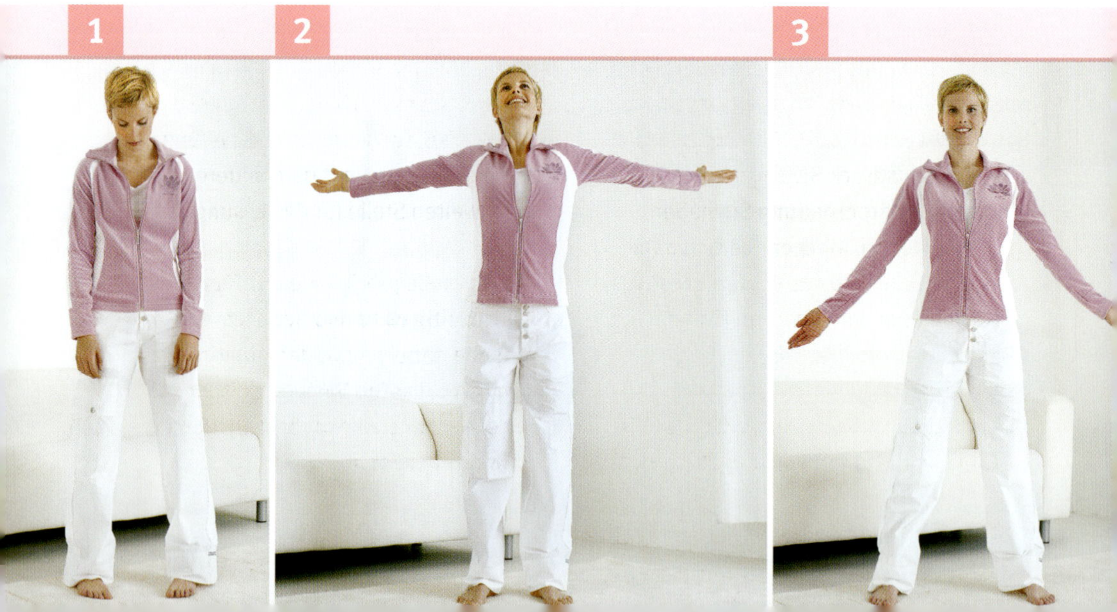

- Jetzt kommt das Wesentliche dieser Übung. Fragen Sie sich:
  - Wie will ich mich stattdessen fühlen?

  Machen Sie dann einen Schritt zur Seite und stellen Sie sich mit beiden Füßen an diese neue Stelle. Vergegenwärtigen Sie sich dazu vielleicht eine angenehme Situation aus der Vergangenheit, in der Sie sich sehr gut fühlten, glücklich und ganz Sie selbst waren (aus Kindheit, Schule, Beruf, Partnerschaft, Familie, Urlaub...).
- Nehmen Sie wahr, welche angenehmen inneren Bilder, Vorstellungen, Gedanken und Gefühle mit dieser Situation verknüpft sind ...
  Bringen Sie dieses Gefühl in einer passenden Körperhaltung oder -bewegung zum Ausdruck. Übertreiben Sie dabei ruhig ein wenig und unterstützen Sie diesen Ausdruck durch einen Laut, der dazu passt. 2
- In dieser Körperhaltung oder -bewegung beobachten Sie zwei bis drei Minuten lang, wie Sie jetzt gerade atmen, wohin Sie schauen, welchen Gesichtsausdruck Sie zeigen, welche Kopf- und Körperhaltung Sie haben, wie Sie stehen. Machen Sie sich dabei bewusst, wie sich das gewünschte Lösungserleben gerade körperlich anfühlt ...
- Gehen Sie nun von hier aus wieder in das Problemerleben. Dazu machen Sie einen Schritt zur Seite und nehmen dann – wieder auf der »alten« Stelle stehend – nochmals für etwa eine Minute die Körperhaltung ein, die mit dem Tinnitus-Problem verbunden war. Beobachten Sie dabei Ihre Körper- und Kopfhaltung, Atmung, Blickrichtung und so weiter.
- Gehen Sie nun wieder in das Lösungserleben, indem Sie kurz auf den Tinnitus achten und dann einen Schritt zur Seite machen, um für etwa zwei Minuten wieder die Körperhaltung oder -bewegung einzunehmen, die mit dem gewünschten Lösungserleben verbunden ist. Beobachten Sie dabei Ihre Körper- und Kopfhaltung, Atmung, Blickrichtung und so weiter.
- Wiederholen Sie die letzten beiden Schritte noch einmal langsam und dann vier- bis fünfmal, indem Sie immer schneller die Positionen und Ausdrucksarten für das Problem- und Lösungserleben wechseln. Achten Sie darauf, was sich dabei innerlich verändert.
- Stellen Sie sich schließlich so hin: mit einem Fuß auf der ersten Stelle für das Problemerleben, mit dem anderen auf der zweiten Stelle für das Lösungserleben. 3
- Nehmen Sie jetzt die beiden Zustände gleichzeitig wahr und beobachten Sie, was Sie dabei empfinden, fühlen und denken ... Lassen Sie Ihren Körper auch dies in einer passenden Haltung oder Bewegung ausdrücken.

8. Tinnitus »in Person«

Die folgende Übung unterstützt Sie in besonderer Weise darin, Ihre innere Einstellung im Umgang mit dem Tinnitus zu ändern, so dass sich mehr und mehr Gelassenheit einstellt.

Durchführung (15–20 Minuten)

- Schließen Sie die Augen und achten Sie auf Ihr Ohrgeräusch, so, wie Sie es jetzt gerade wahrnehmen. Falls Sie mehrere Ohrgeräusche haben, wählen Sie eines aus, mit dem Sie sich in dieser Übung näher befassen wollen. Ordnen Sie seine Intensität einer Zahl zwischen 1 und 10 zu (1 = leise, 10 = unerträglich laut). Nehmen Sie wahr, was dieses Geräusch jetzt gerade in Ihrem Organismus auslöst. Welches Gefühl begleitet das Ohrgeräusch?
- Stellen Sie sich Ihr Geräusch vor Ihrem inneren Auge einmal als Person vor und fragen Sie sich:
  Angenommen dieses Geräusch hätte die Gestalt einer Person. Wie sähe diese Person wohl aus?
  Lassen Sie sie vor Ihrem inneren Auge auftauchen. Schauen Sie diese Person genau an:
  Ist sie männlich oder weiblich? Wie groß ist sie? Wie alt? Wie ist sie gekleidet? Welche Körperhaltung hat sie? Wie sieht ihr Gesicht aus? Welche Haar- und Augenfarbe hat sie?
- Während Sie die Person vor Ihrem inneren Auge weiter betrachten, spüren Sie einmal nach:
  Was macht diese Person mit Ihnen und welches Gefühl löst ihre Anwesenheit bei Ihnen aus (z. B. Ärger, Angst, Traurigkeit)?
  Was tut diese Person genau, damit sich dieses eben genannte Gefühl bei Ihnen einstellt? ...
- Finden Sie nun den Teil in sich, der – wenn auch mit anderem Verhalten – gern so sein würde wie diese Person (z.B. stark, impulsiv, mächtig, spontan). Lassen Sie sich genügend Zeit, bis Sie diesen Teil in sich gefunden haben ...
  Wie und wo spüren Sie diesen Teil?
  Angenommen Sie würden diesem Teil in Ihrem Innern mehr Raum geben. Wie würde sich dies anfühlen?
- Nehmen wir weiterhin an, Sie würden diesem Teil auch in Ihrem Leben mehr Raum geben. Welche Vorteile hätte dies? In welchen Situationen, wo in Ihrem Alltag wäre die Qualität dieses Teils für Sie besonders nützlich? ...
  Wie würden Sie sich mit dieser Qualität in sich verhalten, so dass es Ihnen gut geht? ...
- Mit diesem Wissen schauen Sie nun die »Person« innerlich nochmals an:
  Was hat sich geändert? Achten Sie auf Details wie Abstand/Position der Person, Größe, Kleidung, Gestik, Mimik und so weiter.

- Achten Sie nun wieder auf Ihr Ohrgeräusch. Wie nehmen Sie es jetzt wahr?

Wenn Sie die Übung mehrfach machen, werden Sie immer wieder neue interessante Dinge entdecken. Sie können sie auch gut als Vorübung für die folgende Übung verwenden.

9. Der »ungebetene Gast«

Viele Betroffene empfinden den Tinnitus mehr oder weniger als lästig und eigentlich nicht zu ihnen gehörig, gerade so, als ob sich immer wieder ein ungebetener Gast in ihrem Haus breit macht. Zahlreiche Energie raubende Versuche, diesen »Gast« loszuwerden oder zu bekämpfen, waren vergeblich.

Die folgende Übung greift genau diese Metapher auf und regt Sie – wieder einmal auf einer sinnbildlichen Ebene – an, neue Wege im Umgang mit Ihrem »ungebetenen Gast« Tinnitus zu entdecken.

Durchführung (15–20 Minuten)

- Vergegenwärtigen Sie sich Ihren Tinnitus und zurückliegende Zeiten mit ihm, in denen er mal stärker, mal schwächer war, geradeso wie ein Kommen und Gehen. Er war wie ein ungebetener Gast, der einfach macht, was er will.
- Schließen Sie die Augen. Lassen Sie diesen »ungebetenen Gast« in Ihrer Vorstellung erscheinen: Wenn er jetzt im Raum wäre, wo würde er stehen? Rechts oder links von Ihnen, hinter oder vor Ihnen? ... Schauen Sie diesen Gast vor Ihrem inneren Auge einmal genau an: Ist er männlich oder weiblich? Wie groß ist er oder sie? Wie alt? Wie ist er gekleidet? Wie sieht sein Gesicht aus? Welche Haar- und Augenfarbe hat er?
- Was würden Sie am liebsten mit diesem »Gast« machen? ... Vergegenwärtigen Sie sich sinnbildlich, wie Sie bisher mit ihm umgegangen sind, und ob dies wirklich erfolgreich oder hilfreich war. Wenn nicht, dann sollten Sie etwas Neues probieren.

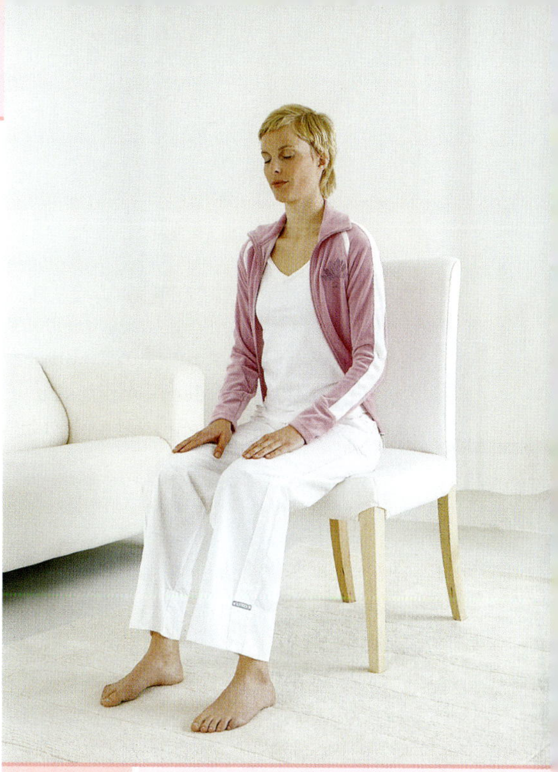

Aufrechtes Sitzen fördert die Achtsamkeit für das innere Erleben.

- Wenn Sie diesen »Gast« schon nicht loswerden können, begrüßen Sie ihn in Ihrer Vorstellung auf Ihre Weise und bieten Sie ihm doch einfach mal einen Platz an. Fragen Sie ihn, was er trinken möchte. Schenken auch Sie sich etwas ein und prosten Sie ihm zu.
- Machen Sie in Ihrer Vorstellung Small Talk mit ihm – reden Sie übers Wetter, Ihre Hobbys, Lieblingsgerichte und so weiter.
- Überlegen Sie sich, was Sie gern einmal mit ihm unternehmen würden, als Zeichen und Beginn einer völlig neuen Art des Umgangs miteinander: Spazieren gehen, Rad fahren, Essen gehen, kochen ... Schlagen Sie ihm etwas vor.
- Stellen Sie sich diese gemeinsame Unternehmung möglichst lebhaft vor: wohin Sie gehen, wie das Wetter gerade ist, worüber Sie sich unterhalten ... Fragen Sie ihn schließlich nach seinem Namen oder wie Sie ihn nennen sollen.
- Nehmen Sie diese Person nochmals vor Ihrem inneren Auge wahr. Vielleicht hat sich das eine oder andere auf ungeahnte, aber doch angenehme Weise verändert?
- Treffen Sie innerlich eine Vereinbarung mit Ihrem neuen »Begleiter« und legen Sie fest, wie Sie bei der nächsten Begegnung miteinander umgehen wollen.
- Beantworten Sie sich folgende Frage: Wie werde ich das nächste Mal konkret damit umgehen, wenn der Tinnitus wieder lauter wird?

10. »Die Feuerprobe«: der Tinnitus im Fokus

Wesentlicher Bestandteil aller Hypnose- und vieler Meditationstechniken ist die Ausrichtung der Aufmerksamkeit auf einen bestimmten Konzentrationspunkt. Wenn es Ihnen jedoch – wie vielen anderen Betroffenen auch – immer wieder schwer fällt, mit diesen Techniken Ihre Aufmerksamkeit vom Ohrgeräusch weg auf andere Dinge zu lenken, nutzen Sie doch das Ohrgeräusch selbst als einen solchen Konzentrationspunkt!

Dieser Ansatz scheint vielleicht zunächst absurd und Ihren Interessen völlig entgegenzulaufen. Doch wenn das Ohrgeräusch ohnehin Ihre gesamte Aufmerksamkeit bindet, ist das Fokussieren darauf der direkteste Zugang zur Veränderung seiner Aufdringlichkeit.

Nach einiger Erfahrung mit dieser Übung nutzen viele Betroffene das Ohrgeräusch sogar als Einschlafhilfe – obwohl sie zuvor wegen des Tinnitus nicht einschlafen konnten.

Die Methode ist gut geeignet, »negative« Körpergefühle, die mit dem Ohrgeräusch verbunden sind, allein durch Achtsamkeit zu transformieren. Mit einiger Übung kann das Ohrgeräusch Sie mit der Zeit wie eine Art Entspannungsreflex ganz automatisch in einen solchen Zustand von Entspannung und Gelassenheit versetzen.

FALLBEISPIEL: DER »UNGEBETENE GAST«

Der **50-jährige Zeitungsredakteur Martin F.** hat seit fünf Jahren ein linksseitiges Ohrgeräusch, das ihn in immer wieder plagt, wenn er abends nach einem hektischen Arbeitstag zur Ruhe kommen will. Er empfindet den Tinnitus als »nervigen Zeitgenossen«, der sich als »ungebetener Gast« bei ihm eingenistet hat.

DEM TINNITUS EIN »GESICHT« GEBEN

In Martins Vorstellung steht er jetzt rechts von ihm in einiger Entfernung im Raum: Er ist männlich, etwas größer als Martin und trägt einen dunklen Anzug. Er hat ein markantes Gesicht, dunkle Haare, dunkelbraune, funkelnde Augen und einen durchdringenden, sehr selbstbewussten Blick, der Martin unsicher und beklommen macht. In seiner Vorstellung will Martin »diesen Typen« am liebsten wegschicken (»Lass mich endlich in Ruhe und hau ab!«). Aber er weiß aus Erfahrung, dass sich »dieser Typ« nicht einfach wegschicken lässt, sondern dadurch nur noch dreister und aufdringlicher wird.

EIN NEUES KENNENLERNEN

Martin muss sich also etwas Neues einfallen lassen. In seiner Vorstellung bietet er ihm – wenn er denn schon da ist – einen Platz an und fragt, was er trinken möchte. Vor seinem inneren Auge trinken sie Cappuccino miteinander und unterhalten sich über dies und das. Nachdem er mit seinem ungebetenen Gast etwas wärmer geworden ist, überlegt sich Martin, was er als erstes Zeichen eines neuen Umgangs mit ihm unternehmen könnte. Da er das Meer über alles liebt, schlägt er ihm einen Strandspaziergang vor. Martin stellt sich vor, wie sie beide barfuß am Strand entlangschlendern und sich dabei Geschichten aus ihrem Leben erzählen. Nach einer Weile merkt Martin, dass »dieser Typ« doch gar nicht so übel ist, wie er zu Anfang dachte. Er wird zunehmend lockerer und entspannter. In seiner Vorstellung nennt er ihn »Carlos« und verabredet mit ihm weitere Unternehmungen. Von da an sagt sich Martin immer dann, wenn das Ohrgeräusch wieder lauter wird: »Ach, du bist es, Carlos. Willst wohl wieder etwas unternehmen?« Daran schließt sich immer wieder eine kleine Fantasiereise mit »Carlos« an, die Martin stets sehr angenehm entspannt und auf neue Ideen bringt.

FREUNDSCHAFT SCHLIESSEN

Mit der Zeit entwickelt Martin auf diese Weise sogar eine freundschaftliche Beziehung zu »Carlos«. Auch nimmt er »Carlos« zu realen Unternehmungen mit: auf Spaziergänge, zum Sport, ins Theater und so weiter. Denn für Martin ist sein Ohrgeräusch mittlerweile zu einer Art »Freizeit-Berater« geworden, der ihm signalisiert, wann es wieder an der Zeit ist, sich aktiv durch interessante Unternehmungen Abwechslung zu verschaffen, um Abstand vom Arbeitsalltag zu gewinnen.

Durchführung (10–15 Minuten)

Zur Vorbereitung können Sie eine der Basis-Übungen durchführen – die Übung, die Ihnen am besten hilft, in Ihre Mitte zu kommen.

- Wählen Sie einen Platz, an dem Sie sich wohl fühlen, und setzen Sie sich in einer aufrechten, bequemen Körperhaltung hin. Ihre Hände ruhen auf den Oberschenkeln. Wenden Sie sich dann Ihrem Atem zu und spüren Sie einige Zeit, wie er kommt und geht – bis Sie sich innerlich ruhig und entspannt fühlen.
- Sobald Sie innerlich bereit sind, beginnen Sie damit, dem Ohrgeräusch zuzuhören. Nehmen Sie wahr, wie intensiv das Ohrgeräusch jetzt gerade für Sie hörbar ist. »Untersuchen« Sie das Ohrgeräusch gründlich.
  Ist es ein- oder beidseitig? Wo ist es am stärksten, wo am schwächsten wahrnehmbar? ... Wo können Sie das Geräusch hören, im Ohr oder im ganzen Kopf? Wie weit breitet es sich dort aus? ... Wie genau hört sich das Ohrgeräusch an, welche (Klang-)Qualität hat es heute? ...
  Bleiben Sie dabei, das Ohrgeräusch auf diese Weise eine Zeit lang wahrzunehmen. So, wie es vielleicht in immer gleicher Weise tönt ... oder sich zu verändern beginnt.
- Was löst das Ohrgeräusch heute in Ihrem Organismus aus? ... Welche Empfindungen, welche Reaktionen? Lassen Sie sich ein wenig Zeit, dies zu erforschen, indem Sie Ihren Organismus mit dem Scheinwerfer Ihrer Aufmerksamkeit wie mit einem Scanner abtasten und beobachten.
- Finden Sie heraus, welches Gefühl in Ihrem Organismus auftritt und wo es für Sie am deutlichsten spürbar ist ... Bleiben Sie bei diesem Gefühl, während Sie ruhig atmen. Bleiben Sie dabei, bis dieses Gefühl im Scheinwerfer Ihrer Aufmerksamkeit beginnt, sich zu verändern und etwas Neues für Sie wahrnehmbar wird ...
- Beobachten Sie diese neue Empfindung mit Achtsamkeit, bis sich auch dieses Gefühl im Scheinwerfer Ihrer Aufmerksamkeit zu verändern beginnt und wieder etwas Neues wahrnehmbar wird, während Sie dabei einfach ruhig weiteratmen.
- Führen Sie diese Übung so lange durch, bis sich wieder ein Gefühl der Entspannung, der Gelassenheit oder der inneren Ruhe einstellt.

Variation 1: Die Farbe des Tinnitus

- Beginnen Sie damit, dem Ohrgeräusch zuzuhören. Nehmen Sie wahr, wie intensiv sich das Ohrgeräusch jetzt gerade für Sie anhört. Erforschen Sie es gründlich.
  Wenn das Ohrgeräusch, so, wie Sie es jetzt gerade hören, eine Farbe wäre, die vor Ihrem inneren Auge auftaucht, welche Farbe wäre das? ...

- Beobachten Sie diese Farbe nun vor Ihrem inneren Auge, während Sie weiter ruhig ein- und ausatmen ...
  Beobachten Sie die Einzelheiten dieser Farbe. Welche Helligkeit oder Schattierungen hat Sie, welche Stofflichkeit vielleicht?
- Wie weit dehnt sich die Farbe in Ihrem Organismus aus? ...
  Achten Sie darauf, wie sich die Farbe beim Ein- und Ausatmen jeweils verhält, ob sie zum Beispiel heller oder dunkler wird ... Folgen Sie Ihrer Beobachtung im weiteren Verlauf des Ein-

FALLBEISPIEL: MEDITATION ÜBER DEN TINNITUS

EXTRA

Sandra P., 30 Jahre, ist Lehrerin und hat neben ihrer Geräuschempfindlichkeit seit zwei Jahren vier verschiedenartige Geräusche auf beiden Ohren, die sie nervös und aggressiv machen und sie abends nicht einschlafen lassen. So liegt sie oft stundenlang wach und findet manchmal erst in den frühen Morgenstunden ein wenig Schlaf. Sie hat bereits verschiedene Ablenkungs- und Entspannungstechniken gelernt, doch immer wieder nehmen ihre Ohrgeräusche sie gefangen und machen alles andere unmöglich.

DAS UNMÖGLICHE WAGEN

Den Vorschlag, zu lernen, wie man die Ohrgeräusche selbst als Meditationsobjekt positiv für sich nutzen kann, nimmt Sandra voller Skepsis und nur zögerlich an. Nach Anleitung der Übung vergeht einige Zeit, doch eines Tages fasst sie den Mut, das »Unmögliche« zu wagen, und beschließt für sich: »Jetzt höre ich dem Ohrgeräusch einfach mal zu. Mal sehen, was passiert.« Sie beginnt mit jenem Ohrgeräusch, das sie vergleichsweise am wenigsten plagt.

ERSTAUNLICHE VERÄNDERUNGEN

Zu ihrem Erstaunen stellt sie fest, dass sich das Ohrgeräusch und die Gefühle, die damit verbunden sind, dabei auf angenehme Weise verändern. Nur zu Beginn der Übung hat ihre Unruhe vorübergehend etwas zugenommen, doch dann stellen sich innere Ruhe und ein Gefühl von Lebendigkeit ein. Sie ist stolz, sich dem Ohrgeräusch in dieser Weise »gestellt« zu haben, und nimmt sich dann nach und nach die anderen Geräusche vor. Auf diese Art lernt sie, mit den Ohrgeräuschen zu »spielen« und sie abends als Einschlafhilfe zu nutzen: »So wie andere Schäfchen zählen, höre ich meinen Ohrgeräuschen zu und schlafe dabei ganz automatisch ein.«

und Ausatmens, bis die Farbe sich im Scheinwerfer Ihrer Aufmerksamkeit zu verändern beginnt und vielleicht etwas Neues vor Ihrem inneren Auge sichtbar wird ...

- Fahren Sie fort, auch dieses Neue aufmerksam zu erforschen. Wie verhält es sich beim Ein- und Ausatmen?

Führen Sie diese Übung so lange durch, bis sich ein Gefühl der Entspannung, Gelassenheit oder der inneren Ruhe bei Ihnen einstellt.

INFO

DIE INNERE HALTUNG

Auf Ihre innere Haltung kommt es an! Diese Übung mit ihren Variationen ist – wie alle anderen Übungen auch – nicht dazu gedacht, den Tinnitus zu beseitigen. Wenn Sie sich dem Ohrgeräusch in einer kämpferischen Haltung nähern, werden Sie kaum Erfolg haben. Vielmehr sollten Sie die neugierige innere Haltung eines Forschenden oder Lernenden einnehmen, der zusammen mit dem Ohrgeräusch bereit ist für neue Entdeckungen und Erfahrungen.
Probieren Sie auch die Variationen für sich aus, um die Methode herauszufinden, die für Sie aktuell am stimmigsten ist.

Variation 2: Für musikalische Menschen
Eine immer wieder sehr erfolgreich praktizierte Variante dieser Übung ist es, sich dem Ohrgeräusch über aktives Musizieren zuzuwenden und dabei ganz neue Erfahrungen zu machen.

- Erlauben Sie sich, mit Ihrem Ohrgeräusch auf eine Entdeckungsreise zu gehen, bei der Sie eine Zeit lang ungestört sind.
- Nehmen Sie Ihr Instrument und versuchen Sie nun für einige Zeit über das Ohrgeräusch zu improvisieren. Lassen Sie sich dabei von Ihrem Ohrgeräusch leiten, und lassen Sie sich überraschen, welche Klangbilder dabei entstehen.
- Lassen Sie Töne und Harmonien im Dialog mit Ihrem Ohrgeräusch ganz von selbst entstehen, und machen Sie dies so oft und so lange Sie mögen.

Sie können für diese Übung auch Ihr natürliches Instrument nutzen: Ihre Stimme. Je nach Lust und Laune können Sie im Sinne der oben beschriebenen Weise improvisieren und sich beim »Tönen« von Ihrem Ohrgeräusch leiten lassen.

Einige Anregungen zum Schluss

Auch wenn die Übungen dieses Buches Ihnen dabei helfen, Ihrem Wunschzustand ein wenig näher zu kommen, werden sich sicherlich auch einmal Schwierigkeiten einstellen. Das ist völlig normal.

Von »Rückfall« und »Ehrenrunden«

In der Natur gibt es keine lineare Entwicklung. Immer wieder können alte Verhaltens- und Erlebensmuster im Umgang mit dem Ohrgeräusch wiederkehren, was viele Betroffene als »Rückfall« bezeichnen. Das Wort »Rückfall« suggeriert allerdings, dass Sie in Ihrer Entwicklung zurückgefallen seien, was prinzipiell nicht geht. Denn niemand macht zweimal dieselbe Erfahrung.

Wenn Sie eine Wiederkehr alter Verhaltens- und Erlebensmuster mit dem Ohrgeräusch erleben, heißt dies nur, dass es noch etwas zu lernen gibt, und sei es, mit solchen scheinbaren »Rückfällen« anders umzugehen.

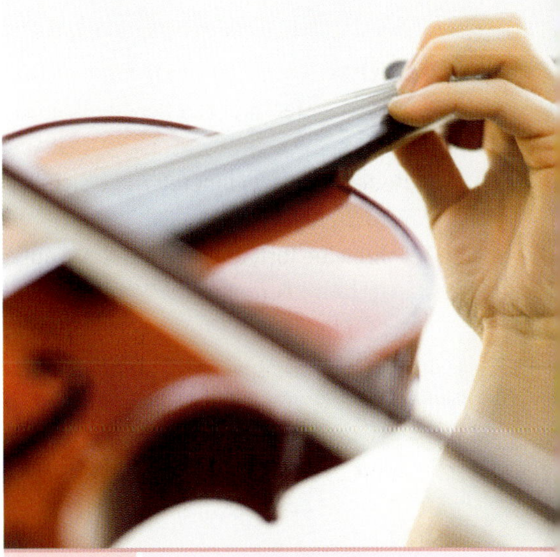

Für musikalische Menschen: Improvisation über das Ohrgeräusch.

Das Erreichte schätzen

Oft kommt es vor, dass Betroffene sich oder andere abwerten, wenn das Erreichte hinter dem Erwarteten zurückbleibt: »Ich habe nichts gelernt«, »Alle Anstrengungen waren umsonst«, »Das hat alles nichts gebracht«, »Ich bin ein hoffnungsloser Fall«. Sie können selbst prüfen, ob es Ihnen als Betroffenem mit solchen Aussagen besser oder eher schlechter geht. Solche Abwertungen machen es in den meisten Fällen eher unwahrscheinlich, dass Sie sich an das Gelernte, Ihre Fähigkeiten und Kompetenzen leicht erinnern. Wenn es Ihnen damit also schlechter geht, empfehle ich statt destruktiver Selbstkritik einen wertschätzenden und liebevollen Umgang mit sich selbst.

Wenn sich das »Alte« wiederholt, nehmen Sie es als »Ehrenrunde«. Damit würdigen Sie das, was Sie bislang erreicht haben, und zugleich Ihr altes, oft monate- oder jahrelang praktiziertes Verhaltensmuster mit dem Ohrgeräusch, das gegenüber dem neuen schließlich die längere Tradition hat.

»Niemand steigt zweimal in denselben Fluss.«

Heraklit

Das Unvermeidbare planen

Zur Vorbeugung hat es sich bewährt, einen vermeintlichen »Rückfall« einmal bewusst durchzuspielen. Mir ist klar, dass Sie eigentlich alles andere wollen, nur nicht das. Und dennoch sollten Sie es tun.

So merkwürdig es sich anhört: Das Problem mit dem Tinnitus tritt zwar auf, ohne dass Sie das wollen, und doch geschieht es nicht ohne Sie. Meist müssen Sie sogar (unbewusst) etwas Bestimmtes tun, um das Problem als solches zu erleben – genauso wie die Lösung.

Um die bislang unbewussten Elemente zu beleuchten, die dazu beitragen, dass es Ihnen mit Ihrem Ohrgeräusch wieder einmal schlechter gehen könnte, beantworten Sie sich doch einmal folgende provokative Fragen. Die Antworten schreiben Sie am besten auf.

- Gesetzt den Fall, Sie wollten Ihr Tinnitus-Problem oder das Geräusch verewigen beziehungsweise verschlimmern. Auf welche Weise könnten Sie das tun?
- Was müssten Sie dann denken (über sich selbst, das Ohrgeräusch)?
  (Z. B.: »Warum ist er heute denn wieder so laut?« – »Wenn der Tinnitus laut ist, geht's mir schlecht.«)
- Was müssten Sie dann glauben?
  (Z. B.: »Wenn der Tinnitus morgens laut ist, kann ich den ganzen Tag vergessen.«)
- Was müssten Sie dann spüren?
  (Z. B. Ärger, Hilflosigkeit)
- Was müssten Sie dann tun (oder lassen)?
  (Z. B. bloß keine schönen Dinge tun, möglichst passiv sein, grübeln)

Notieren Sie Ihre Antworten in einer Liste mit der Überschrift »Problem-Verstärker« (siehe Kasten rechts).

Neues entwickeln

Wenn Sie auf diese Weise erforscht haben, was Sie tun könnten, um das Tinnitus-Problem zu verschlimmern, ergeben sich daraus fast zwangsläufig Alternativen, was Sie stattdessen tun können, um das Problem mit dem Ohrgeräusch zu verringern oder gar zu verabschieden. Beantworten Sie dazu folgende Fragen:

- Wenn Sie wollten, dass es Ihnen mit dem Ohrgeräusch besser geht, wie könnten Sie Ihr Wohlbefinden steigern?
- Was müssten Sie dann denken (von sich, vom Ohrgeräusch)?
  (Z. B.: »Jeder Tag ist anders und ermöglicht mir neue Erfahrungen.«)
- Was müssten Sie dann glauben?
  (Z. B.: »Wenn der Tinnitus morgens laut ist, mache ich mir ganz bewusst einen schönen Tag.«)
- Was müssten Sie dann spüren?
  (Z. B. Wohlwollen, Liebe zu sich selbst)

- Was müssten Sie dann tun (oder lassen)?
  (Z. B. einen Spaziergang in der Natur unternehmen, sinnlich genießen)

Notieren Sie Ihre Antworten in einer Liste mit der Überschrift »Lösungs-Erleichterer« (siehe Kasten unten).

Altes mit Neuem verbinden

Mit diesen beiden Listen haben Sie eine Art individuelle »Gebrauchsanweisung«, sowohl zur Verschlimmerung des Tinnitus-Problems als auch zur Einleitung und Verstärkung des gewünschten Lösungserlebens mit dem Ohrgeräusch im Alltag.

Lassen Sie sich durch die einzelnen Punkte der Problemliste oder durch das Ohrgeräusch selbst daran erinnern, was Sie stattdessen tun können (Lösungsseite) – ähnlich wie Hunger Sie zum Essen veranlasst.
Auf diese Weise führt Ihre Entwicklung zwar nicht gradlinig zum Neuen, sondern vielleicht über ein paar »Ehrenrunden« weiter zu etwas, das die guten Seiten des »Alten« mit den Vorteilen des »Neuen« verbindet.

»Die Sicht des richtigen Fehlers hilft uns, falsche Richtigkeiten loszulassen, die unser Leben arm gemacht haben.«
Mathias Varga von Kibéd

PROBLEM- UND LÖSUNGSERLEBEN – BEIDES GEHT NICHT OHNE SIE!

INFO

Notieren Sie Ihre Antworten auf die obigen Fragen in der folgenden Form:

1. »Problem-Verstärker«
Beispiele:
- So oft es geht kontrollieren, wie laut oder leise der Tinnitus ist. Oder: Wenn er leise ist oder Pause macht, nachforschen, ob er wirklich leiser ist.
- Bloß keine schönen Dinge tun, stattdessen oft darüber nachdenken, warum der Tinnitus so laut ist.
- Alles, was ich tue, daraufhin prüfen, ob der Tinnitus lauter oder leiser wird.

2. »Lösungs-Erleichterer«
Beispiele:
- Das Ohrgeräusch »links liegen lassen«, weil dieses ewige Auf und Ab eh immer dasselbe ist.
- Schönes im Leben genießen, statt zu grübeln.
- Dinge tun, die mir spürbar Spaß und Freude bereiten.

Zum Nachschlagen

Bücher, die weiterhelfen

Für Betroffene

- **Biesinger, Eberhard:** *Tinnitus: Endlich Ruhe im Ohr.* Trias
- **Hallam, Richard:** *Leben mit Tinnitus.* Rowohlt
- **Hesse, Gerhard; Schaaf, Helmut (Hrsg.):** *Tinnitus: Leiden und Chance.* Profil
- **Kellerhals, Bernhard; Zogg, Regula:** *Tinnitus-Hilfe.* Karger
- **Rosanowski, Frank; Eysholdt, Ulrich:** *Ärztlicher Ratgeber Tinnitus.* Wort & Bild Verlag. PZN 1259875 (über Apotheken zu beziehen)
- **Schaaf, Helmut; Nelting, Manfred:** *Wenn Geräusche zur Qual werden.* Trias
- **Storch, Maja:** *Das Geheimnis kluger Entscheidungen. Von somatischen Markern, Bauchgefühl und Überzeugungskraft.* Pendo

Für fachlich Interessierte

- **Delb, Wolfgang; D'Amelio, Roberto; Archonti, Christina; Schonecke, Othmar:** *Tinnitus. Ein Manual zur Tinnitus-Retrainingtherapie.* Hogrefe
- **Goebel, Gerhard (Hrsg.):** *Tinnitus und Hyperakusis.* Hogrefe
- **Hesse, Gerhard:** *Tinnitus.* Thieme
- **Kossak, Hans-Christian:** *Hypnose.* Beltz
- **Kröner-Herwig, Birgit (Hrsg.):** *Psychologische Behandlung des chronischen Tinnitus.* Beltz
- **Revenstorf, Dirk; Peter, Burkhard:** *Hypnose in der Psychotherapie, Psychosomatik und Medizin.* Springer
- **Schmidt, Gunther:** *Liebesaffären zwischen Problem und Lösung.* Carl Auer

Bücher aus dem GRÄFE UND UNZER VERLAG, München

- **Friedl, Fritz:** *Das Gesetz der Balance*
- **Grasberger, Delia:** *Autogenes Training* (mit CD)
- **Hainbuch, Friedrich:** *Progressive Muskelentspannung* (mit CD)
- **Langen, Dietrich:** *Autogenes Training*
- **Mannschatz, Marie:** *Meditation.* (mit CD)
- **Mertens, Wilhelm; Oberlack, Helmut:** *Qigong* (mit CD)
- **Tempelhof, Siegbert:** *Osteopathie.*
- **Trökes, Anna:** *Das große Yoga-Buch*
- **Waesse, Harry; Kyrein, Martin:** *Yoga für Einsteiger*

Adressen, die weiterhelfen

Deutschland

> Deutsche Tinnitus-Liga (DTL) e. V.
Am Lohsiepen 18,
42353 Wuppertal
www.tinnitus-liga.de
dtl@tinnitus-liga.de

> Deutsche Gesellschaft für Manuelle Medizin (FAC) e. V.
Obere Rheingasse 3,
56154 Boppard,
www.dgmm.de

> Milton H. Erickson Gesellschaft für Klinische Hypnose (MEG) e. V.
Waisenhausstraße 55,
80637 München,
www.meg-hypnose.de

> Institut für Klang-Massage-Therapie nach Peter Hess
Uenzener Dorfstr. 71,
27305 Uenzen,
www.klang-massage-therapie.de
info@klang-massage-therapie.de

> Kontakte und Informationen für Morbus Menière (KIMM) e.V.
Strümpfelbacher Str. 63,
71384 Weinstadt-Endersbach
www.kimm-ev.de

Schweiz

> Schweizerische Tinnitus-Liga (STL)
Ziegelgut 18
CH-7206 Igis,
www.tinnitus-liga.ch
info@tinnitus-liga.ch

Österreich

> Österreichische Tinnitus-Liga (ÖTL)
Postfach 23
A-8029 Graz,
www.oetl.at oder
www.tinnitus.at
koller-oetl@sime.com

Internetadressen

> Schule des Hörens
Infos, Links und Übungen, auch für Kinder
www.schule-des-hoerens.de

> Deutsche Hörbehinderten Selbsthilfe e. V.
Gemeinnützige Selbsthilfe-organisation für Schwerhörige und Ertaubte
www.hoerbehindertenselbsthilfe.de

> Fördergemeinschaft Gutes Hören
Informationen, Beratungstelefon und Online-Hörtest
www.fgh-gutes-hoeren.de

> Deutscher Schwerhörigenbund e. V.
Portal für Schwerhörige, Ertaubte und CI-Träger
www.schwerhoerigkeit.de/DSB/index2.htm und
www.schwerhoerigen-netz.de

> Informationszentrum für Gutes Hören, Schweiz
Online-Hörtest, Informationen
www.akustika.ch

> Deutsche Gesellschaft für Hals-Nasen-Ohren-Heilkunde
Patienteninformationen
www.hno.org

> Forum Besser Hören
Hotline, Infomaterial, Adress-Suche von HNO-Ärzten und Hörakustikern
www.forumbesserhoeren.de

> Österreichischer Schwerhörigenbund
Pendant zum Deutschen Schwerhörigenbund; Portal für Schwerhörige, Spätertaubte und Tinnitus-Betroffene
www.schwerhoerigen-netz.at

Sachregister

Impressum

Wichtiger Hinweis

Die Gedanken, Methoden und Anregungen in diesem Buch stellen die Meinung bzw. Erfahrung der Verfasser dar. Sie wurden von den Autoren nach bestem Wissen erstellt und mit größtmöglicher Sorgfalt geprüft. Sie bieten jedoch keinen Ersatz für persönlichen kompetenten medizinischen Rat. Jede Leserin, jeder Leser ist für das eigene Tun und Lassen auch weiterhin selbst verantwortlich. Weder Autoren noch Verlag können für eventuelle Nachteile oder Schäden, die aus den im Buch gegebenen praktischen Hinweisen resultieren, eine Haftung übernehmen.

ISBN 978-3-7742-7111-1

3. Auflage 2009

GRÄFE UND UNZER

Ein Unternehmen der
GANSKE VERLAGSGRUPPE

Projektleitung: Corinna Feicht

Lektorat: Annette Gillich-Beltz

Bildredaktion:
Henrike Schechter

Layout: independent Medien-Design

Herstellung: Petra Roth

Satz: Christopher Hammond

Repro: Repro Ludwig, Zell am See

Druck: Appl, Wemding

Bindung: Sellier, Freising

Bildnachweis:
Fotoproduktion: Jan Rickers, Hamburg

Illustrationen: Ingrid Schobel, München

Für die freundliche Unterstützung der Fotoproduktion ein Dankeschön an:
IKEA, München
USA Pro, München

Weitere Fotos:
Avenne Images: 65, 119/Corbis: U2, 11, 14, 32, 67, 80, 2 (li.), 3 (li.)/GU Archiv: 47, 50, 76, 129 (re.) (Rickers)/54 (Roth)/ 30 (Wagenhan)/Getty: U1, 4, 40, 58, 60, U4 (li.),85, 87, 100, 2 (re.)/IFA: 109/Jump: 21, 35, 45, 52, 129 (li.), U4 (re,)/Masterfile: 96/Mauritius: 6, 8, 36, 63, 128/ Picture Press: 78/Stills-online: 38

Syndication:
www.jalag-syndication.de

DAS ORIGINAL GU MIT GARANTIE

Unsere Garantie

Alle Informationen in diesem Ratgeber sind sorgfältig und gewissenhaft geprüft. Sollte dennoch einmal ein Fehler enthalten sein, schicken Sie uns das Buch mit dem entsprechenden Hinweis an unseren Leserservice zurück. Wir tauschen Ihnen den GU-Ratgeber gegen einen anderen zum gleichen oder ähnlichen Thema um.

Liebe Leserin und lieber Leser,

wir freuen uns, dass Sie sich für ein GU-Buch entschieden haben. Mit Ihrem Kauf setzen Sie auf die Qualität, Kompetenz und Aktualität unserer Ratgeber. Dafür sagen wir Danke! Wir wollen als führender Ratgeberverlag noch besser werden. Daher ist uns Ihre Meinung wichtig. Bitte senden Sie uns Ihre Anregungen, Ihre Kritik oder Ihr Lob zu unseren Büchern. Haben Sie Fragen oder benötigen Sie weiteren Rat zum Thema? Wir freuen uns auf Ihre Nachricht!

Wir sind für Sie da!
Montag – Donnerstag: 8.00 – 18.00 Uhr;
Freitag: 8.00 – 16.00 Uhr
Tel.: 0180-5005054*
Fax: 0180-5012054*
*(0,14 €/Min. aus dem dt. Festnetz/ Mobilfunkpreise können abweichen.)
E-Mail:
leserservice@graefe-und-unzer.de

P.S.: Wollen Sie noch mehr Aktuelles von GU wissen, dann abonnieren Sie doch unseren kostenlosen GU-Online-Newsletter und/oder unsere kostenlosen Kundenmagazine.

GRÄFE UND UNZER VERLAG
Leserservice
Postfach 86 03 13
81630 München

Praktisch & fundiert

Besser leben – mit dem Ratgeber Gesundheit

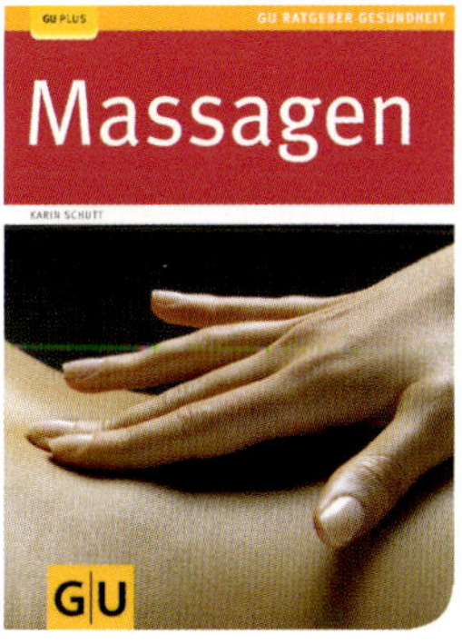

ISBN 978-3-8338-0499-1
128 Seiten

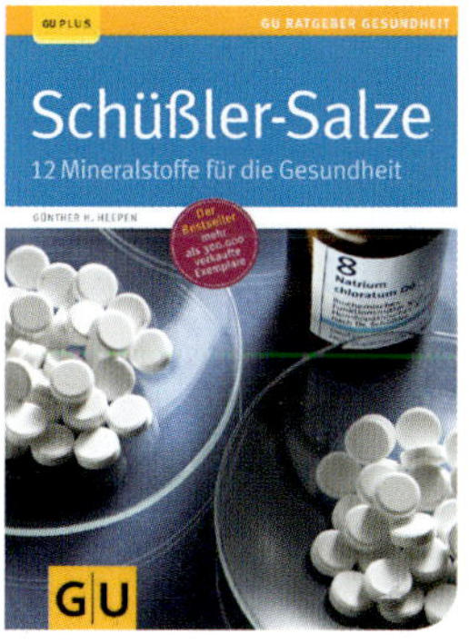

ISBN 978-3-8338-0945-3
128 Seiten

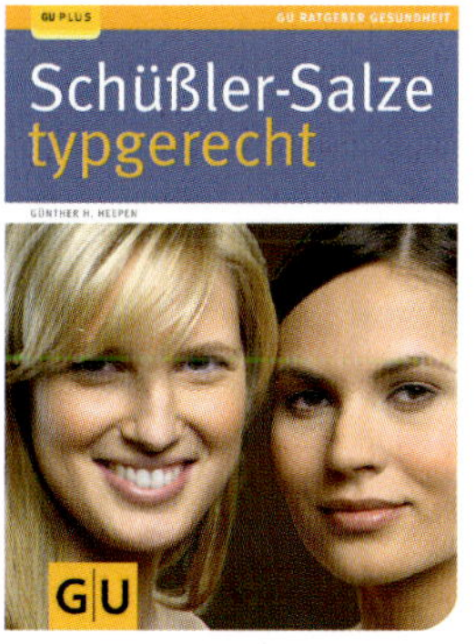

ISBN 978-3-8338-0498-4
128 Seiten

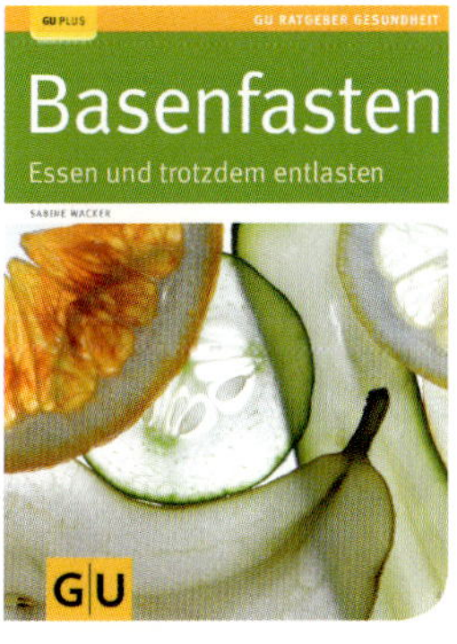

ISBN 978-3-8338-0500-4
128 Seiten

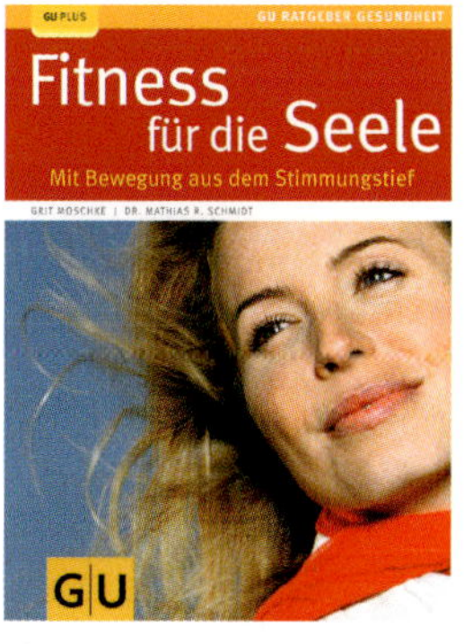

ISBN 978-3-8338-0509-7
128 Seiten

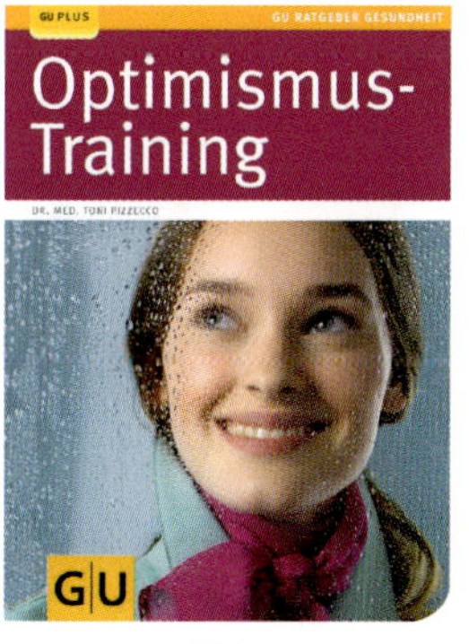

ISBN 978-3-8338-0540-0
128 Seiten

Änderungen und Irrtum vorbehalten.

Das macht sie so besonders:

Kompetent – zu jedem Thema ein Top-Experte

Praktisch – zu Hause schnell und sicher umsetzbar

Klar – eingeteilt in Einführung, Praxis und Service

G|U

Willkommen im Leben.

Das Wichtigste auf einen Blick

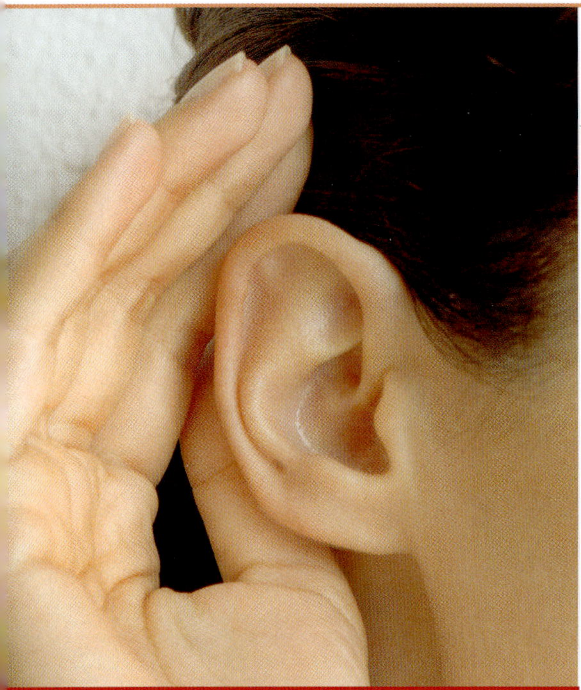

Was ist Tinnitus?

Tinnitus ist der Fachausdruck für Töne oder Geräusche, die ohne äußere Schallquelle in den Ohren oder im Kopf wahrgenommen werden und sich als Pfeifen, Rauschen, Summen, Zischen, Brummen oder Ähnliches bemerkbar machen.

Was kann ich tun, um dem Tinnitus-Leiden vorzubeugen?

Angst und Stress sind die größten Tinnitus-Verstärker und können einem Tinnitus-Leiden Vorschub leisten. Sorgen Sie also nach Möglichkeit für eine gelassene und ruhige innere Grundstimmung und lenken Sie Ihre Aufmerksamkeit auf das, was Sie im Leben wirklich interessiert und Ihnen Freude macht.

WAS TUN BEI PLÖTZLICH AUFTRETENDEM TINNITUS?

Vor allem: Ruhe bewahren, denn akuter Tinnitus ist kein Notfall! Bei etwa 35 bis 45 Prozent der Menschen treten Ohrgeräusche vorübergehend auf und verschwinden in mehr als der Hälfte der Fälle von selbst innerhalb weniger Tage. Anhaltende Ohrgeräusche sollten, insbesondere bei gleichzeitiger Hörminderung oder Schwindel, innerhalb einer Woche durch Höruntersuchungen beim HNO-Arzt abgeklärt und gegebenenfalls behandelt werden.